中国医学临床百家·病例精解

首都医科大学附属北京妇产医院

围产期疾病 病例精解

周 莉 主编

科学技术文献出版社
SCIENTIFIC AND TECHNICAL DOCUMENTATION PRESS
·北京·

图书在版编目（CIP）数据

首都医科大学附属北京妇产医院围产期疾病病例精解/周莉主编.—北京：科学技术文献出版社，2021.2

ISBN 978-7-5189-7419-1

Ⅰ.①首… Ⅱ.①周… Ⅲ.①围产期—病案 Ⅳ.① R714.7

中国版本图书馆 CIP 数据核字（2020）第 243059 号

首都医科大学附属北京妇产医院围产期疾病病例精解

策划编辑：蔡 霞 责任编辑：蔡 霞 张 旭 责任校对：张永霞 责任出版：张志平

出 版 者	科学技术文献出版社	
地 址	北京市复兴路15号 邮编 100038	
编 务 部	（010）58882938，58882087（传真）	
发 行 部	（010）58882868，58882870（传真）	
邮 购 部	（010）58882873	
官方网址	www.stdp.com.cn	
发 行 者	科学技术文献出版社发行 全国各地新华书店经销	
印 刷 者	北京虎彩文化传播有限公司	
版 次	2021 年 2 月第 1 版 2021 年 2 月第 1 次印刷	
开 本	787×1092 1/16	
字 数	187千	
印 张	16.75	
书 号	ISBN 978-7-5189-7419-1	
定 价	118.00元	

编委会

主编简介

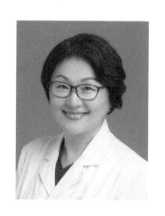

周莉 医学博士，主任医师

长期从事妇产科临床、科研、教学工作。在围产期保健、高危妊娠孕期管理及产科疑难并发症的诊治、产科危急重症的救治方面有丰富经验。于国家级核心期刊发表多篇论文，参与《妇产科手术》《难产》等专业书籍的编写。并积极从事科普及教育工作，主编《孕妈妈营养知多少》《怀孕280天每日一读》等科普书籍。

中华医学会医疗事故技术鉴定专家库成员、中国妇幼保健协会妇幼健康教育专业委员会委员、北京市卫生健康委员会北京健康科普专家。

团队介绍

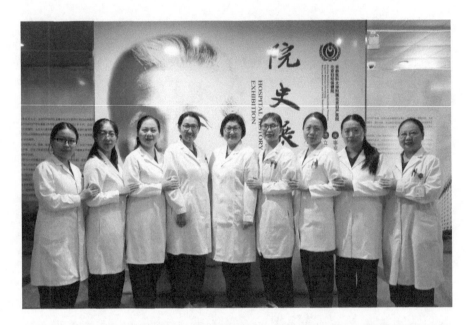

　　编者均为首都医科大学附属北京妇产医院围产医学部产二科在职医生。主要从事危重孕产妇的孕期保健、产前诊断，以及高危妊娠管理等，设有糖尿病专病、肥胖专病等特色门诊。承担及参与国家级、省部级及市局级多项科研项目。发表核心期刊及SCI收录论文百余篇，参与编著《孕妈妈营养知多少》《准妈妈实用手册》等多部科普书籍。

前　言

教科书为医生介绍了一个疾病普遍、共性的诊疗方法；病例则是临床医生学习的另一类教科书。通过临床中不同的患者个体向医生展示各种疾病的发生、演变特异性，正是这种特异性，丰富了医生对疾病的识别、认知能力，使医生能够及时做出正确的判断，给予准确的处理，使患者得到及时、有效的救治。

本书由首都医科大学附属北京妇产医院产科住院医师、主治医师及主任医师共同总结，是多次文献复习、集体讨论的智慧结晶，所选病例由病历摘要、讨论分析、病例点评等部分组成，不仅提供了产科常见合并症，如子痫、妊娠期糖尿病等的诊断、处理，还有羊水栓塞、凶险性前置胎盘等危急重症的抢救过程，更有妊娠合并卵巢癌、乳腺癌等罕见疾病的处理。既体现了产科医生在实践过程中学习、思考、探索、进步的过程，又体现了诊疗结束后的深入分析与反思。

本书源于每日的临床工作，正是这些每日面对的患者启发了我们的思路，敦促我们不断学习、探索，并在不断总结经验教训中获得进步。希望本书能与广大读者产生共鸣，促进交流，共同提高产科诊疗水平。

随着时代的进步，产科合并症、并发症越来越多样、越来越复杂，本书篇幅有限，仅是太仓一粟。由于编者水平有限，书中内容难免有错漏之处，希望读者批评指正。

感谢首都医科大学附属北京妇产医院围产医学部产二科申南、孔丽君、赵瑞芬、尉建霞、石俊霞、黄诗韵、冯轶、殷春楠医师的鼎力支持，在繁忙的临床工作之余完成此书。

周莉

2021 年 1 月 18 日

目 录

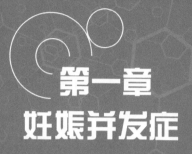

第一章
妊娠并发症

001 子痫 1 例

　　子痫前期的孕妇发生不能用其他原因解释的抽搐或伴昏迷称为子痫，为中枢神经系统缺血、缺氧导致，也是妊娠期高血压疾病最严重状态。多数子痫在子痫前期的基础上发作，亦可不经过子痫前期阶段而突发。其典型症状为突发眼球固定，瞳孔散大，头偏向一侧，牙关紧闭；继而口角及面肌颤动，数秒后发展为全身及四肢肌肉强直，双手紧握，双臂屈曲，迅速发生强烈抽动。抽搐时呼吸暂停，面色发绀，持续 1 分钟左右，抽搐强度减弱，全身肌肉松弛，随即深长吸气，发出鼾声而呼吸恢复。抽搐过程中易发生种种创伤，如唇舌咬伤、摔伤甚至骨折，昏迷中呕吐物可造成窒息或吸入性肺炎。

　　子痫发生在妊娠晚期或临产前的，称为产前子痫，多见；发生于分娩过程中的，称为产时子痫，较少见；约 25% 的子痫发生在产后 24 小时内，称为产后子痫。

笔记

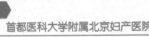

病历摘要

患者，女，40 岁。主因"停经 33$^+$ 周，头痛 3 天，抽搐 2 次"由急诊于 2015 年 9 月 3 日入院。

患者平素月经规律，5 天 /30 天，末次月经 2015 年 1 月 14 日，停经 30$^+$ 天查尿人绒毛膜促性腺激素（human chorionic gonadotropin，hCG)(＋)，孕早期因少量阴道出血，口服药物行保胎治疗，孕 4$^+$ 个月自觉胎动，根据孕早期 B 超核对孕周无误。患者孕期平顺，因高龄行羊水穿刺检查未见异常，血糖、血压无异常。4 天前患者出现颈部酸胀感，未治疗。3 天前开始出现头痛，未在意，未就诊。今日晨起头痛明显，视物模糊，伴恶心，未呕吐。当日 11：00 抽搐 1 次，持续约 3 分钟，患者自诉意识清楚，能与家属沟通。13：00 再次抽搐 1 次，意识不清，持续时间较长。14：00 急诊就诊。否认既往高血压等慢性疾病病史。10 年前因外伤行脾切除术。孕 1 产 0，孕期系统产检，孕前 BMI 23 kg/m^2。

【入院查体】

血压 160/120 mmHg，脉搏 110 次 / 分，神清，能准确回答问题，双侧瞳孔对光反射存在，无颈项强直，口唇有咬伤，无青紫，心、肺听诊未见异常，肝、脾肋下未触及，腹部膨隆，宫高 27 cm，腹围 98 cm，胎心 140 次 / 分，偶有宫缩，子宫放松欠佳，先露臀，阴道无异常分泌物，水肿（++）。病理反射未引出，双侧腱反射亢进。

【辅助检查】

1. 实验室检查：急查血常规、尿常规、凝血五项、生化全项、心电图、胎心监护。随后尿常规回报尿蛋白（+++），血常规、凝血五项未见明显异常，生化检查示肝功能正常，尿酸（uric acid，UA）

558 μmol/L，白蛋白 23.20 g/L，余未见异常。动脉血气分析未见明显异常。

2. 影像学检查：床旁超声显示胎心正常，胎盘与子宫壁之间无异常低回声，胎儿小于相应孕周，羊水指数及脐血流未见异常。床旁超声心动图射血分数 68%。

3. 其他检查：心电图提示窦性心动过速。胎心监护提示无应激试验（non-stress test，NST）（−）。

【入院诊断】

孕 1 产 0，孕 33 周，臀位；子痫；高龄初产；脾切除术后。

【治疗】

入急诊后立即转入监护室，戴眼罩，给予持续心电监护，吸氧。口服硝苯地平 10 mg，随后改为盐酸拉贝洛尔 3 mL/h（拉贝洛尔 40 mg+ 生理盐水 10 mL）泵入降压治疗，开放静脉，25% 硫酸镁 4 g 静脉推注，随后硫酸镁 15 g 静脉滴注，考虑患者子痫诊断基本成立，目前子痫基本控制，孕周为 33⁺ 周，估计胎儿大小约 1500 g，与患者及家属沟通后，经其同意，立即行术前准备，拟行急诊剖宫产手术。14：41 入手术室，15：09 手术开始，血压 170/80 mmHg，脉搏 76 次 / 分，血氧饱和度 97%。15：11 娩出一男活婴，体重 1575 g，胎儿娩出后 1 分钟因肤色减 1 分，评 9 分，5 分钟、10 分钟均为 10 分，交由新生儿重症监护病房（neonatal intensive care unit，NICU）医生。胎盘送病理。手术过程顺利，胎儿、胎盘娩出后产妇生命体征平稳。16：00 回病房，心电监护示血压 115/75 mmHg，脉搏 85 次 / 分，血氧饱和度 98%，给予持续心电监护、吸氧处理，因轻微头痛，给予甘露醇 125 mL 静脉滴注降颅压治疗。术后血压逐渐升高，调整盐酸拉贝洛尔至 6 mL/h 持续泵入。18：00 患者一般情况好，心电监护示血压 138/85 mmHg，脉搏 78 次 / 分，呼吸 20 次 / 分，血氧饱和度 99%，继续输液治疗，抗生素预防感染，硫酸镁静滴解痉，回室后 2 小时尿量 450 mL，无明显不适主诉，子宫收缩好，阴道出血不多，给予口服安定镇静治疗，病情平稳。患者术后继续给予抗感染、硫酸镁解痉治疗 48 小时。术后复查颅脑 MRI 未见明显异常，术后第五天平安出院。

【出院诊断】

孕 1 产 1，孕 33⁺ 周左骶前（left sacroanterior，LSA）剖宫产；子痫；高龄初产；胎儿生长受限；早产；初产臀位；脾切除术后。

【常见并发症】

1. 心脑血管意外：患者血压波动大，血管顺应性差，子痫发作时有诱发心脑血管意外可能。

2. 胎盘早剥：合并妊娠期高血压疾病的产妇底蜕膜螺旋小动脉痉挛或硬化，引起远端毛细血管变性、坏死，最终引起血管破裂及出血，导致胎盘下血肿，使胎盘与子宫壁剥离。

3. 出血：子痫控制后应尽快剖宫产终止妊娠。剖宫产、高血压等均为产后出血的高危因素，若继发胎盘早剥影响凝血功能，则产后出血的风险将进一步升高。

【预后】

重度子痫前期及子痫患者产后建议继续应用硫酸镁 24 ～ 48 小时，监测血压变化。产后 3 ～ 6 天是产褥期血压高峰期，高血压、蛋白尿等症状仍可能反复出现甚至加重，此期间应该每天监测血压，如产后血压升高，≥ 150/100 mmHg 应继续降压治疗。注意监测产后出血量。孕妇重要器官功能稳定后方可出院。

【预防】

加强教育，强化医务人员培训，注意识别子痫前期的高危因素。应在孕前、孕早期和对任何时期首诊的孕妇进行高危因素的筛查、评估和预防。子痫前期高危因素包括：年龄 ≥ 40 岁、体质指数（BMI）≥ 28 kg/m^2、子痫前期家族史（母亲或姐妹）、既往子痫前期病史，以及存在内科病史或隐匿存在（潜在）的疾病（包括高血压病、肾脏疾病、糖尿病和自身免疫性疾病如系统性红斑狼疮、抗磷脂综合征等）；初次妊娠、妊娠间隔时间 ≥ 10 年、此次妊娠收缩压 ≥ 130 mmHg 或舒张压 ≥ 80 mmHg（孕早期或首次产前检查时）、孕早期 24 h 尿蛋白定量 ≥ 0.3 g 或尿蛋白持续存在（随机尿蛋白 ≥ ++，1 次及以上）、多胎妊娠等也是子痫前期发生的风险因素。

妊娠期高血压疾病，特别是重度子痫前期孕妇，计划再生育者有复发风险，再次妊娠的孕前检查非常重要。对于钙摄入低的人群（< 600 mg/d），推荐口服钙补充量至少为 1 g/d 以预防子痫前期。

推荐对存在子痫前期复发风险，如存在子痫前期史（尤其是较早发生子痫前期史或重度子痫前期史），有胎盘疾病史如胎儿生长受限、胎盘早剥病史，存在肾脏疾病及高凝状况等子痫前期高危因素者，可以在妊娠早、中期（妊娠 12 ～ 16 周）开始服用小剂量阿司匹林（50 ～ 100 mg），可维持到孕 28 周。但是，仍需注意对孕妇的基础疾病和前次子痫前期发病因素进行排查；对于存在基础疾病如自身免疫性疾病等的孕妇，不能仅给予小剂量阿司匹林，建议孕前在专业科室行病情评估，以便能达到针对性药物的及早治疗和子痫前期预防的双重目的。

分析讨论

一、病例特点

患者为 40 岁高龄初产女性，具有子痫前期高危因素。院外子痫发作前 3 天有头痛症状，来诊时伴牙关紧闭、意识丧失，查体血压升高、尿蛋白阳性，腱反射亢进，病理反射未引出，符合子痫诊断。

二、诊疗思路

子痫发作时的紧急处理包括一般急诊处理、控制抽搐、控制血压、预防再发抽搐，以及适时终止妊娠等。子痫诊治过程中，要注意与其他抽搐性疾病（如癔症、癫痫、颅脑病变等）进行鉴别。同时，应监测心、肝、肾、中枢神经系统等重要器官的功能，以及凝血功能和水电解质及酸碱平衡（Ⅲ-C）。

1. 一般急诊处理：子痫发作时应预防患者坠地外伤、唇舌咬伤，须保持气道通畅，维持呼吸、循环功能稳定，密切观察生命体征、尿量（留置导尿管监测）等。避免声、光等一切不良刺激。

2. 控制抽搐：硫酸镁是治疗子痫及预防复发的首选药物。控制抽搐的静脉用药负荷剂量为 4 ～ 6 g，溶于 20 mL 10% 葡萄糖溶液中静脉推注（15 ～ 20 分钟），或 100 mL 5% 葡萄糖溶液快速静脉滴注，继而 1 ～ 2 g/h 静脉滴注维持；或者夜间睡眠前停用静脉给药，改用肌内注射，用法为 25% 硫酸镁 20 mL+2% 利多卡因 2 mL 臀部肌内注射。24 h 硫酸镁总量 25 ～ 30 g，产后需继续应用硫酸镁 24 ～ 48 小时。注意血清镁离子有效治疗浓度为 1.8 ～ 3.0 mmol/L，超过 3.5 mmol/L 即可出现中毒症状。使用硫酸镁的必备条件：①膝腱反射存在；②呼吸 ≥ 16 次 / 分；③尿量 ≥ 25 mL/h（即 ≥ 600 mL/d）；④备有

10% 葡萄糖酸钙。镁离子中毒时停用硫酸镁并缓慢（5 ～ 10 分钟）静脉推注 10% 葡萄糖酸钙 10 mL。如孕妇同时合并肾功能不全、心肌病、重症肌无力等，或体质量较轻，则硫酸镁应慎用或减量使用。条件许可，用药期间可监测血清镁离子浓度。当孕妇存在硫酸镁应用禁忌证或硫酸镁治疗无效时，可考虑应用地西泮、苯巴比妥或冬眠合剂控制抽搐。具体用法：①地西泮 10 mg 肌内注射或静脉注射（＞ 2 分钟）。②苯巴比妥：控制子痫时肌内注射 0.1 g。③冬眠合剂：冬眠合剂由氯丙嗪（50 mg）、哌替啶（100 mg）和异丙嗪（50 mg）3 种药物组成，通常以 1/3 ～ 1/2 量肌内注射，或以半量加入 5% 葡萄糖溶液 250 mL 静脉滴注。由于氯丙嗪可使血压急剧下降，导致肾及胎盘血流量降低，而且对孕妇及胎儿肝脏有一定损害，也可抑制胎儿呼吸，故仅应用于硫酸镁控制抽搐效果不佳者。

3. 控制血压和监控并发症：脑血管意外是子痫患者死亡的最常见原因。当收缩压持续≥ 160 mmHg、舒张压≥ 110 mmHg 时要积极降压，以预防心脑血管并发症。注意监测胎心及子宫放松情况，注意监测心、肺情况及出入量情况，预防子痫之后的胎盘早剥、肺水肿等并发症。

4. 适时终止妊娠：子痫患者抽搐控制后即可考虑终止妊娠。

5. 子痫前期（病因性治疗）：控制子痫后，注意查找病因，如存在自身免疫性疾病（系统性红斑狼疮、干燥综合征、系统性硬化病或抗磷脂综合征等），应注意积极的免疫性激素治疗和抗凝治疗；如存在甲状腺功能亢进，注意抗甲状腺功能治疗等。

三、鉴别诊断

1. 癫痫是一组以反复发作的神经元异常放电所致的暂时性中枢神经系统功能失调为特征的慢性疾病。它是一种短暂性的大脑功能

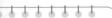

失调，因此，在妊娠前也有发作史。大发作时表现为全身肌肉呈持续性收缩，抽搐持续数秒钟后意识丧失，脑电图提示癫痫样放电波。

2. 癔症性抽搐常有一定的情绪刺激因素，有别人在场时才发病，神志清楚，抽搐无一定规律，大多无大、小便失禁。事后能概括发作的经过，神经系统及脑电图检查正常。

病例点评

此患者有年龄 40 岁、初产等妊娠期高血压疾病的高危因素，可考虑在 12 周之后口服小剂量阿司匹林对高血压疾病进行预防，孕中后期加强钙的摄入。孕期不同阶段，不断地对妊娠期高血压疾病进行评估（如血压、尿常规、微循环系统等），及时发现病情进展或加重。

评估应从母儿两方面考虑。应对母亲全身各重要脏器进行评估，如脑、心、肝、肾等全项的实验室检查，以及血尿常规、凝血功能、血气分析、心电图、超声心动，目的是排查有无重要脏器的损害及 HELLP 综合征（hemolysis, elevated liver enzymes, and low platelet count syndrome, HELLP syndrome）等严重的并发症；并评估胎儿在宫内情况，是否出现胎儿生长受限（fetal growth restriction, FGR），包括胎心监护、超声的检查，排查有无胎儿窘迫、胎盘早剥等严重并发症的情况。

在子痫基本控制后积极终止妊娠。选择剖宫产终止妊娠。产后继续硫酸镁解痉、静脉降压、镇静治疗，预防产后子痫。行颅脑 MRI 的检测，完善有无颅内病变。

参考文献

1. 张为远，黄醒华．中华围产医学．北京：人民卫生出版社，2012．

2. 中华医学会妇产科学分会妊娠期高血压疾病学组．妊娠期高血压疾病诊治指南（2015）．中华妇产科杂志，2015，50（10）：721-728．

3. 中华医学会妇产科学分会妊娠期高血压疾病学组．妊娠期高血压疾病诊治指南（2020）．中华妇产科杂志，2020，55（4）：227-239．

（申南）

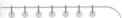

002 妊娠合并糖尿病 3 例

妊娠合并糖尿病包括孕前糖尿病（pregestational diabetes mellitus，PGDM）和妊娠期糖尿病（gestational diabetes mellitus，GDM），PGDM 可能在孕前已确诊或在妊娠期首次被诊断，因诊断水平有差异，PGDM 的发病率在各文献报道中差异较大，为 0.05% ~ 0.2%。随着生活方式的改变，PGDM 的发生率呈增高趋势，且发病年龄有年轻化倾向。GDM 指妊娠期发生的糖代谢异常，文献报道的发生率为 9.1% ~ 23.2%。

产程中妊娠合并糖尿病孕妇的血糖水平波动大，对妊娠合并糖尿病患者的分娩期血糖进行管理能明显降低孕妇严重低血糖、酮症酸中毒、胎儿窘迫及新生儿低血糖等的发生概率。许多学者已达成共识，在产程中根据血糖值维持小剂量胰岛素静脉滴注，同时给产妇提供足够的葡萄糖液静脉输注。我国目前指南与部分国外学者的胰岛素使用原则一致，但血糖的控制范围、胰岛素方案还存在分歧。对妊娠合并糖尿病孕妇产程中的血糖水平进行监测并选择个性化的胰岛素治疗方案，合理应用新产程标准处理产程，对于降低剖宫产率，改善母儿结局有重要临床意义。

病例1 孕前糖尿病合并妊娠

第一次入院（2014-9-16至2014-9-25）

病历摘要

患者，女，31岁。孕8周时，主因"停经8$^+$周，血糖控制欠佳"入院治疗。

患者平素月经规律，8天/28～30天，末次月经（last menstrual period，LMP）2014年7月21日，预产期（expected date of confinement，EDC）2015年4月28日。停经30天查尿hCG阳性，早期阴道少量出血1次，因先兆流产行口服黄体酮保胎治疗1周。患者3年前因血糖异常于外院诊断为2型糖尿病，孕前应用诺和锐治疗，早餐前20 U，晚餐前16 U，未控制饮食、定期监测血糖（blood glucose，GLU）。孕期于我院建档后监测空腹血糖为11 mmol/L，餐后血糖7～10 mmol/L，近期多饮，无明显体重减轻。身高174 cm，孕前体重70 kg。体重指数23 kg/m^2。否认高血压、心脏病病史，否认肝炎、结核等传染病史；否认手术史、外伤史及输血史。其母亲诊断为2型糖尿病10年。既往孕0产0。

【入院查体】

体温36.5 ℃，脉搏74次/分，血压128/75 mmHg，心、肺听诊无明显异常。腹软，无压痛、反跳痛及肌紧张。肝、脾肋下未触及，双下肢无明显水肿。

【辅助检查】

B超提示宫腔内可见妊娠囊及胎芽，胎芽长1.2 cm，胎心可见；肝、胆、胰、脾、双肾彩超示脂肪肝；妊娠高血压综合征监测系统检测报告单提示：心脏指数偏低，外周阻力偏大，血液黏度偏高；尿常规示尿糖（+++），尿酮体、尿蛋白均阴性；血常规、凝血项未见明显异常；生化示空腹血糖 8.66 mmol/L，ALT、AST 等未见明显异常；糖化血红蛋白（HbA1c）9.8%。糖化白蛋白 21.64%。

【入院诊断】

孕 1 产 0，孕 8⁺ 周；孕前糖尿病合并妊娠。

分析讨论

一、鉴别诊断

PGDM 需要与 GDM 相鉴别。GDM 是指妊娠期发生的糖代谢异常，诊断标准为孕 24 ～ 28 周及 28 周以上首次行 75 g 口服葡萄糖耐量检查（oral glucose tolerance test，OGTT），服糖前及服糖后 1 h、2 h，3 项血糖值应分别低于 5.1 mmol/L-10.0 mmol/L-8.5 mmol/L，任何一项血糖值达到或超过上述标准即诊断为 GDM。而该患者此次妊娠前 3 年已于外院明确诊断为 2 型糖尿病，并开始使用胰岛素治疗，根据明确的病史排除 GDM 诊断。

二、病情评估

1.孕前血糖：该孕妇来我院产科门诊就诊，产检医生询问病史时了解到患者 3 年余前明确诊断为 2 型糖尿病，但未规范监测治疗，曾间断使用胰岛素控制血糖，孕前已停药。门诊查 HbA1c 9.8%，提示近 2 ～ 3 个月血糖控制欠佳（理想水平为 HbA1c < 6.5%），立即收入院治疗。

2.并发症的评估和管理：PGDM 患者需要在孕早期评估是否存在糖尿病并发症，如糖尿病视网膜病变（diabetic retinopathy，

DR）、糖尿病肾病（diabetic nephropathy，DN）、神经病变和心血管疾病等。①糖尿病视网膜病变：糖尿病患者计划妊娠或明确妊娠时应进行一次眼科检查，并评价可能加重或促使 DR 进展的危险因素，妊娠期应密切随访眼底变化，直至产后 1 年。②糖尿病肾病：妊娠可造成轻度 DN 患者暂时性肾功能减退，同时，肾功能不全可对胎儿的发育造成不良影响，妊娠可对较严重肾功能不全患者 [血清肌酐 > 265 µmol/L，或肌酐清除率 < 50 mL/（min·1.73 m²）] 的肾功能造成永久性损害，因此不建议这部分患者继续妊娠。③糖尿病的其他并发症：妊娠可增加潜在心血管疾病未被发现和处理患者的死亡风险，应在妊娠前或确诊妊娠后仔细检查心血管疾病证据并予以处理；计划妊娠的糖尿病妇女心功能应达到能够耐受运动试验的水平。为系统评估病情，需完善血尿常规、凝血功能、生化全项、糖化白蛋白、B 型尿钠肽（brain natriuretic peptide，BNP）、肝胆脾胰及双肾超声、超声心动图、CVT 检查，并请眼科会诊，检查有无眼底改变。

3. 血糖监测：孕早期常因入量不足而导致低血糖和饥饿性酮症。故入院后每日监测 7 次微量血糖，指导胰岛素用量的同时，给予 72 小时动态血糖监测，以了解血糖波动水平（图 2-1）。

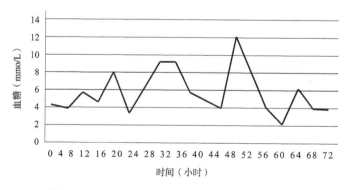

图 2-1　2014-9-19 至 2014-9-22 动态血糖监测情况

三、医学营养治疗

1. 饮食管理：该患者的饮食管理严格遵守医学营养治疗的原则，给予饮食和运动指导并根据血糖调整胰岛素的用量。按照孕前体重指数及理想体重，计算每日总摄入量为 1890 kcal。按照碳水化合物占 50% ～ 60%、蛋白质占 15% ～ 20% 及脂肪占 25% ～ 30% 的供能比例，以及早、中、晚三餐的能量分别为 10% ～ 15%、30%、30%，加餐供能 5% ～ 10% 的分配原则，将 1890 kcal 的总能量进行分配，制定出膳食食谱（表 2-1），指导孕妇严格依照食谱进餐并适量运动。

表 2-1　1890 kcal 膳食食谱

单位：份

餐次	谷类	奶类	肉蛋	豆制品	蔬菜	水果	坚果	油脂
早餐	1	1.5	1		0.2			0.4
早加	1							
中餐	3		1	0.5	0.4			0.8
中加	1					1		
晚餐	2		1	0.5	0.4			0.8
晚加	1	1.5					1	
合计	9	3	3	1	1	1	1	2

按照以上膳食处方管理饮食，孕早期体重增长在合理范围之内（图 2-2）。

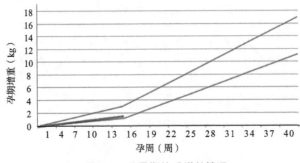

图 2-2　孕早期体重增长情况

2.胰岛素注射：尽快将饮食及运动调整合理后，根据 7 次微量血糖的结果调整胰岛素用量。胰岛素治疗的方案为基础胰岛素联合餐前超短效胰岛素，诺和锐 6 U、4 U、4 U 三餐前，诺和灵 N 20 U 睡前皮下注射治疗。血糖水平控制满意（空腹≤ 6.1 mmol/L，餐后 2 小时≤ 7.8 mmol/L）。

四、交代病情

向患者及家属充分交代孕前血糖控制欠佳可能导致的不良妊娠结局：①孕前及孕早期高血糖将会影响胚胎的正常发育，易导致胎儿畸形，严重者可能导致胚胎停止发育，最终发生流产。②孕前糖尿病可能导致胎儿先天性畸形，且常为多发性畸形，包括：心脏缺陷、中枢神经管缺陷、骨骼发育缺陷和消化系统畸形、肺发育不全等，其中以心血管及神经系统畸形最为常见。③孕前糖尿病还会增加胎儿生长受限、巨大儿、胎儿肺发育成熟延迟、胎儿缺氧、胎死宫内及新生儿低血糖等风险，分娩时易发生肩难产、锁骨骨折、臂丛神经损伤等并发症。

第二次入院（2015-3-3 至 2015-3-10）

病历摘要

主因"停经 32+ 周，血糖控制欠佳"入院。患者孕期按时产检，唐氏筛查高风险，后行羊水穿刺检查未见异常。孕 24+ 周排畸彩超及胎儿超声心动（26+ 周）提示室间隔回声缺失，宽约 1.8 cm。孕 17+ 周起，于门诊改用地特胰岛素治疗。现胰岛素用量为诺和锐 10 U-12 U-12 U、地特胰岛素 42 U；现空腹血糖 11 mmol/L，餐后 6.3 ~ 7.0 mmol/L。

院外饮食控制，适当运动，现体重 78 kg，早孕至此次入院体重增加 8 kg。

【入院查体】

未见明显阳性体征；宫高 32 cm，腹围 107 cm，胎心 144 次 / 分。

【辅助检查】

彩超（28⁺周）：双顶径（biparietal diameter，BPD）6.8 cm（略小于均值），股骨长度（femur length，FL）5.3 cm（符合孕周），腹围（abdominal circumference，AC）23.7 cm，羊水指数（amniotic fluid index，AFI）11.3 cm，胎盘位于前壁。血常规、尿常规及凝血五项未示明显异常；肝功示空腹血糖 11.22 mmol/L，谷丙转氨酶、谷草转氨酶等未见明显异常；HbA1c（2016-2-15）6.9%，糖化白蛋白 17.67%。

【入院诊断】

孕 1 产 0，孕 32⁺ 周，头位，孕前糖尿病合并妊娠；胎儿畸形（室间隔缺损）？

分析讨论

一、PGDM 孕中晚期的血糖管理

1.调整饮食：孕中期为保证孕妇及胎儿生长发育需求，调整膳食摄入量为 2160 kcal（表 2-2），并根据血糖随时调整胰岛素用量。患者体重增长（图 2-3）及血糖水平（图 2-4）基本控制在合理范围之内。

表 2-2 2160 kcal 膳食食谱（单位：份）

餐次	谷类	奶类	肉蛋	豆制品	蔬菜	水果	坚果	油脂
早餐	2	1.5	1		0.2			0.4
早加	1							
中餐	3		2	0.5	0.4			0.8
中加	1					1		
晚餐	3		1	0.5	0.4			0.8
晚加	1	1.5					1	
合计	11	3	4	1	1	1	1	2

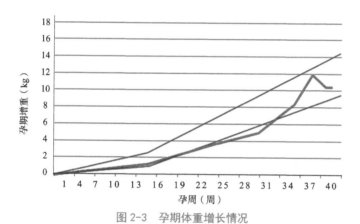

图 2-3 孕期体重增长情况

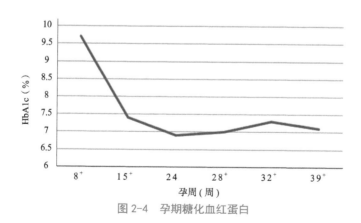

图 2-4 孕期糖化血红蛋白

2. 血糖监测：①微量血糖。妊娠期空腹血糖、夜间血糖及餐前血糖的控制目标为 3.3 ～ 5.6 mmol/L；餐后 2 小时血糖控制目标为 5.6 ～ 7.1 mmol/L。②糖化血红蛋白。糖化血红蛋白能够反映取血前 2 ～ 3 个月平均血糖水平。PGDM 孕期糖化血红蛋白的理想水平为＜ 6.0%。在该病例中，每 1 ～ 2 个月监测一次以了解血糖情况。结果显示，经过积极治疗后，患者平均血糖水平渐趋于平稳（图 2-5）。

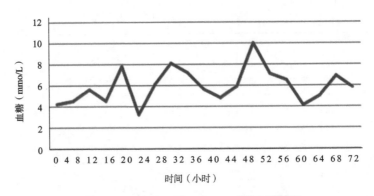

图 2-5　2015-3-4 至 2015-3-7 动态血糖情况

3. 胰岛素使用：入院后行大轮廓试验 +72 小时动态血糖监测（图 2-5），并依据血糖水平继续调整胰岛素用量，超短效胰岛素调整为 10 U、12 U、12 U 三餐前皮下注射，地特胰岛素调整为 42 U 睡前皮下注射治疗。

二、胎儿评估

1. 胎儿生长发育监测：该患者孕前及孕早期血糖水平较高，产检过程中除常规畸形筛查检查外，还要进行胎儿超声心动图检查。胎儿超声心动图显示胎儿心脏畸形。依据检查结果，患者孕期即到儿科进行了相关咨询，对于分娩后新生儿近、远期预后进行初步预估，并制定诊疗计划。PGDM 患者巨大儿及胎儿宫内受限的发生率较高，产检过程中需关注胎儿各径线变化趋势以监测胎儿生长速度。妊娠

笔记

晚期应每 4 ～ 6 周进行一次超声检查，监测胎儿发育，尤其注意监测胎儿腹围和羊水量的变化。

2. 胎儿宫内状况评价：因该孕妇为 PGDM，且需使用胰岛素治疗，故从孕 32 周开始，门诊产检开始每周做 NST 检查。

3. 促胎儿肺成熟：PGDM 患者胎儿胎肺发育晚于正常人群，孕 37 周前存在早产风险时需要酌情促胎肺成熟。该患者孕 32 周血糖发生较大波动，且并发子痫前期。在积极控制血糖、治疗子痫前期的同时给予地塞米松促胎肺成熟治疗。

三、并发症的评估和治疗

1. 妊娠期高血压疾病：PGDM 患者每次妊娠期检查时应监测血压及尿蛋白，一旦发现并发子痫前期，按子痫前期原则处理。该病例每次产检均检测血压及尿蛋白，孕 32 周发现血压两次高于 140/90 mmHg，24 小时尿蛋白定量 0.8 g，诊断为子痫前期。按照妊娠子痫前期的诊疗原则完善 24 小时动态血压监测、CVT、上腹 B 超、成人超声心动图等检查，同时予硫酸镁解痉治疗。

2. 羊水过多及其并发症的监测：PGDM 要警惕羊水过多，产检时应注意孕妇的宫高曲线及子宫张力，如宫高增长过快或子宫张力增大，及时行 B 超检查，了解羊水量。

3. 糖尿病酮症酸中毒（diabetic ketoacidosis，DKA）症状的监测：PGDM 患者妊娠期出现不明原因的恶心、呕吐、乏力、头痛，甚至昏迷时，注意检查血糖和尿酮体水平，必要时行血气分析，明确诊断。

4. 感染：产检时要注意孕妇有无白带增多、外阴瘙痒、尿急、尿频、尿痛等表现，按时进行尿常规检测。

5. 甲状腺功能监测：确诊妊娠后需进行甲状腺功能检测，了解孕妇的甲状腺功能。

第三次入院（2015-4-23 至 2015-5-4）

📋 病历摘要

主因"停经 39⁺周，入院待产"于 2015 年 4 月 23 日入院。患者自 2015 年 3 月 10 日出院后按时产检，病情平稳；现孕 39⁺周，无腹痛，无阴道流血、流液，因糖尿病合并妊娠应用胰岛素治疗，拟结束妊娠收入院。

【入院查体】

未见明显阳性体征，宫高 38 cm，腹围 104 cm，估计胎儿体重 4000 g，未触及宫缩。胎心 140 次 / 分，先露浮。骨盆测量：出口横径（transverse outlet，TO）8.5 cm，耻骨弓 90°。

【辅助检查】

当日 HbA1c 7.2%，糖化白蛋白 13.54%。入院后行血尿常规、24 小时尿蛋白定量、肝肾功能、凝血功能、NST、B 超、ECG。结果提示尿蛋白（++），24 h 尿蛋白定量 1.376 g，余无明显异常。B 超（39⁺周）：BPD 9.7 cm（符合孕周），FL 7.5 cm（符合孕周），AFI 16.6 cm，胎盘位于前壁。

【入院诊断】

孕 1 产 0，孕 39⁺周，头位；孕前糖尿病合并妊娠；轻度子痫前期；胎儿畸形（室间隔缺损）？

分析讨论

一、病情评估

1. 血糖水平：孕晚期血糖控制满意，微量血糖监测情况为空腹血糖 5.0 ~ 5.6 mmol/L，餐后 2 小时血糖 6.0 ~ 7.0 mmol/L（理想空腹血糖水平 3.3 ~ 5.6 mmol/L，餐后 2 小时血糖 5.6 ~ 7.1 mmol/L）。HbA1c 由早孕期的 9.8% 降至 39 周的 7.2%。

2. 并发症评估：患者于孕 32 周并发子痫前期后曾给予硫酸镁解痉治疗，口服拉贝洛尔降压治疗，血压控制平稳。查血尿常规、凝血功能、生化全项、超声心动图、CVT、24 小时动态血压均未见明显异常，显示子痫前期病情控制平稳。

二、分娩期管理

1. 分娩时机：PGDM 孕妇如血糖控制良好且无母儿并发症，在严密监测下，妊娠 39 周后可终止妊娠；血糖控制不满意或出现母儿并发症，应及时收入院观察，根据病情决定终止妊娠时机。患者系 PGDM，虽合并子痫前期，但血糖、血压平稳，故维持妊娠至孕 39 周终止妊娠。

2. 分娩方式：PGDM 本身不是剖宫产指征。决定阴道分娩者，应制订分娩计划，产程中密切监测孕妇的血糖、宫缩、胎心率变化，避免产程过长。择期剖宫产的手术指征为糖尿病伴严重微血管病变或其他产科指征。妊娠期血糖控制不好、胎儿偏大（尤其估计胎儿体重 ≥ 4250 g 者），或既往有死胎、死产史者，应适当放宽剖宫产指征。该患者无产科剖宫产指征，虽然估计胎儿偏大（估计胎重 4000 g），但无明显头盆不称，有阴道试产条件。因此，于孕 39 周给予前列腺素促宫颈成熟。

3. 产程中的血糖监控：PGDM 患者在产程中、产后非正常饮食期间应停用所有皮下注射胰岛素，改用胰岛素静脉滴注，以避免出现高血糖或低血糖。应给孕产妇提供足够的葡萄糖，以满足基础代谢需要和应激状态下的能量消耗；供给胰岛素，防止 DKA 的发生，控制高血糖，且有利于葡萄糖的利用；保持适当血容量和电解质代谢平衡。在产程中必须监测血糖、尿酮体水平。每 1～2 小时监测一次血糖，根据血糖值维持小剂量胰岛素静脉滴注。妊娠期应用胰岛素控制血糖者计划分娩时，引产前 1 天睡前正常使用中效或长效胰岛素；引产当日停用早餐前胰岛素，并给予 0.9% 氯化钠注射液静脉滴注；正式临产或血糖水平＜ 3.9 mmol/L 时，将静脉滴注的 0.9% 氯化钠注射液改为 5% 葡萄糖 / 乳酸钠林格液，并以 100～150 mL/h 的速度滴注，以维持血糖水平在 5.6 mmol/L；如血糖水平＞ 5.6 mmol/L，则采用 5% 葡萄糖液加短效胰岛素，按 1～4 U/h 的速度静脉滴注，具体应用标准见表 2-3。

表 2-3　产程中小剂量胰岛素的应用标准

血糖水平 / (mmol/L)	胰岛素 / (U/h)	静脉输液	配伍原则
＜ 5.6	0	5% 葡萄糖 / 乳酸钠林格	不加胰岛素
5.6～7.7	1.0	5% 葡萄糖 / 乳酸钠林格	500 mL+4 U
7.8～9.9	1.5	0.9% 氯化钠	500 mL+6 U
10.0～12.1	2.0	0.9% 氯化钠	500 mL+8 U
12.2	2.5	0.9% 氯化钠	500 mL+10 U

注：静脉输液速度为 125 mL/h。

该患者系孕前糖尿病合并妊娠，孕期需使用胰岛素控制血糖，因此在产程中及产后非正常饮食期间禁食、补液，停用皮下注射胰岛素改为胰岛素静脉滴注，以避免血糖波动过度。产妇进入产房后，每小时监测血糖，血糖平稳波动于 5.0 ～ 7.0 mmol/L。同时，监测尿酮体持续为阴性。总产程 6 小时，顺利自娩。

三、产后处理

1. 产后胰岛素的应用：产后血糖控制目标及胰岛素应用，参照非妊娠期血糖控制标准。①妊娠期应用胰岛素的产妇产后未能恢复正常饮食期间，予静脉输液，胰岛素与葡萄糖比例为 1 : 4 ～ 1 : 6，同时监测血糖水平及尿酮体，根据监测结果决定是否应用并调整胰岛素用量。②妊娠期应用胰岛素者，一旦恢复正常饮食，应及时行血糖监测，血糖水平显著异常者，应用胰岛素皮下注射，根据血糖水平调整剂量，所需胰岛素的剂量一般较妊娠期明显减少（一般减至孕期用量的 1/2 ～ 1/3）。③妊娠期无须胰岛素治疗的 GDM 产妇，产后可恢复正常饮食，但应避免高糖及高脂饮食。该患者产后当天从产房回室后依然按照产程中的方法使用静脉输液＋胰岛素供给能量并监测血糖，患者血糖平稳波动于 5.5 ～ 6.8 mmol/L。产后第一日患者即恢复了正常饮食，胰岛素用量由产前的 10 U-12 U -12 U -38 U（地特胰岛素）减为 4 U -4 U -4 U -20 U（地特胰岛素），血糖控制在空腹血糖 5.5 ～ 5.8 mmol/L、三餐后 2 小时血糖 6.5 ～ 7.5 mmol/L。

2. 鼓励母乳喂养：产后母乳喂养可减少产妇胰岛素的应用，且子代发生糖尿病的风险下降。该患者在住院期间能够遵嘱纯母乳喂养，并且在 42 天随访时了解到患者能够在家中坚持母乳喂养。

3. 新生儿处理：PGDM 患者的新生儿出生后易发生低血糖，严密监测其血糖变化可及时发现低血糖。建议新生儿出生后 30 分钟内行末梢血糖检测。同时，新生儿均应该按高危儿处理，注意保暖和吸氧。出生后提早喂糖水、开奶，必要时以 10% 葡萄糖液缓慢静脉滴注。新生儿应常规检查血红蛋白、血钾、血钙及镁、胆红素，密切注意新生儿呼吸窘迫综合征的发生，该患者胎儿娩出前按照高危儿产程管理常规操作。胎儿娩出后完成早接触、早吸吮后即进行血糖监测，并注意保暖、及时喂糖水。每日的新生儿科查房均按照高危儿进行诊疗。

📋 病例点评

1. 该病例患者 31 岁，糖尿病史 3 年。妊娠前应做孕前咨询，确定血糖水平及全身状况，如有无 DR、DN、神经病变和心血管疾病等。已存在糖尿病慢性并发症者，妊娠期症状可能加重，需要在孕前检查时重新评价。该患者于孕前已明确诊断为 2 型糖尿病，未认真控制血糖（HbA1c 9.8%），孕前未进行相关咨询和评估。来我院第一次产检后即收住院。目的是评估孕前糖尿病的程度，并将血糖调整至合理范围，并且告知患者在之后的产检过程中增加产检次数和相应的必要检查项目，有效保证孕期母儿的安全。计划妊娠的 DM 患者应该尽量控制好血糖之后再受孕，建议将血糖水平控制在 HbA1c < 6.5%，使用胰岛素者 HbA1c < 7%，如果 HbA1c > 8% 则不建议在血糖控制理想前妊娠。

2. 妊娠前药物的合理应用：PGDM 患者孕前降糖药物应在计划妊娠时改用胰岛素，以减少降糖药物对胚胎的影响。

3. PGDM 的孕期管理：孕期管理主要包括孕妇的血糖管理、孕期并发症的监测、胎儿生长发育的监测三个方面。该孕妇来我院就诊后立即收住院，使用医学营养治疗的方法进行强化管理，并在之后的门诊产检过程中增加复诊频率及监测强度，做到了规范孕期管理。DM 孕妇孕期应行胎儿超声心动检查，除外胎儿心脏畸形。

4. 分娩期管理：患者系 PGDM，虽合并子痫前期，但血糖、血压控制平稳，故维持妊娠至孕 39 周终止妊娠。明确无头盆不称的前提下，严密监测血压。在产程中补液，停用皮下注射胰岛素改为胰岛素静脉滴注，以避免血糖波动过度。产妇进入产房后，每小时监测血糖，血糖平稳波动于 5.0 ～ 7.0 mmol/L。同时，监测尿酮体持续为阴性。总产程 6 小时，顺利自娩。母儿结局良好。

本病例严密监控孕早期、中期、晚期不同阶段孕妇情况，保证了整个孕期的顺利及分娩的安全。

参考文献

1. COMMITTEE ON PRACTICE BULLETINS-OBSTETRICS.ACOG Practice Bulletin No.190：Gestational Diabetes Mellitus.Obstet Gynecol，2018，131（2）：e49-e64.

2. TARRY-ADKINS J L，AIKEN C E，OZANNE S E，et al.Comparative impact of pharmacological treatments for gestational diabetes on neonatal anthropometry independent of maternal glycaemic control：a systematic review and meta-analysis. PLoS Med，2020，17（5）：e1003126.

3. ANDERSEN M B，OVESEN P G，DAUGAARD M，et al.Cycling reduces blood glucose excursions after an oral glucose tolerance test in pregnant women：a randomized crossover trial.Appl Physiol Nutr Metab，2020，45（11）：1247-1252.

（孔丽君）

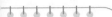

病例 2　妊娠期糖尿病

病历摘要

患者，女，29 岁。主因"停经 39$^+$ 周，待产"于 2020 年 4 月 4 日入院。

患者平素月经不规律，7 天 /30 ～ 50 天，LMP 2019-6-29，EDC 2020-4-5。停经 32 天查尿 hCG 阳性，根据早孕 B 超核对孕周无误。孕 16 周唐氏筛查 21- 三体 1：272 行无创产前筛查（non-invasive prenatal testing，NIPT）检测为低风险。孕早期空腹血糖 4.03 mmol/L，孕 24$^+$ 周行 75 g OGTT 结果为：4.29 mmol/L-11.03 mmol/L-9.96 mmol/L，诊断为妊娠期糖尿病。孕期行医学营养治疗，血糖控制可，空腹血糖 4.0 ～ 5.0 mmol/L，三餐后 2 小时血糖 5.0 ～ 6.5 mmol/L，孕 29 周（2020-1-11）糖化血红蛋白 4.9%。孕 23 周及孕 30 周 2 次筛查畸形 B 超提示胎儿发育及生长速度未见明显异常，孕期血压无异常。现孕 39^{+6} 周，入院待产。身高 160 cm，孕前体重 58 kg。体重指数 22.7 kg/m^2，孕期增重 10 kg。3 年前外院诊断为"多囊卵巢综合征"，间断口服药物治疗，此次为自然受孕；否认高血压、心脏病病史，否认肝炎、结核等传染病史；否认手术史、外伤史及输血史。

【入院查体】

体温 36.2 ℃，脉搏 86 次 / 分，血压 127/69 mmHg，心、肺听诊无明显异常。腹软，无压痛、反跳痛及肌紧张。肝、脾肋下未触及，双下肢无明显水肿。宫高 35 cm，腹围 101 cm，估计胎儿体重 3500 g，未及宫缩。胎心 140 次 / 分，先露浮。骨盆测量：TO 8.5 cm，耻骨弓 90°。

【辅助检查】

2020-4-2：B 超 示 BPD 9.7 cm，FL 7.0 cm，AC 35.7 cm，AFI 16.6 cm，颈部可见 U 形压迹。血、尿常规及凝血功能、生化检查未示明显异常。空腹血糖：4.3 mmol/L；HbA1c 5.1%。糖化白蛋白 13.04%。

【入院诊断】

孕 1 产 0，孕 39^{+6} 周，头位；妊娠期糖尿病；多囊卵巢综合征。

分析讨论

一、鉴别诊断

GDM 需与 PGDM 进行鉴别。PGDM 是孕前已经确诊或者在妊娠期首次被诊断的糖尿病。满足以下两项之中任何一项者，均可诊断为 PGDM：①孕前有明确的糖尿病确诊病史；②孕前血糖情况不明，化验检查符合空腹血糖 ≥ 7.0 mmol/L、75 g OGTT 服糖后 2 小时血糖 ≥ 11.1 mmol/L、伴有典型高血糖症状或高血糖危象同时随机血糖 ≥ 11.1 mmol/L、糖化血红蛋白 ≥ 6.5%，4 项之中任何一项者。

而该患者不符合以上情况，孕前常规体检未发现血糖异常、孕早期空腹血糖 4.03 mmol/L，在孕 24 周首次行 75 g OGTT，服糖后 1 h、2 h 血糖值超过标准，但 2 h 血糖未超过 11.1 mmol/L。因此，可以排除 PGDM 诊断。

二、孕期管理

1.孕妇血糖管理：①血糖监测的方法。在本病例中，采用了微量血糖及静脉血糖相结合的方法监测孕妇血糖。患者依从性较好，能够规范测量微量血糖，血糖水平控制良好，未考虑使用胰岛素治疗，故未行 72 小时动态血糖监测。②血糖控制目标。因该患者明确诊断为 GDM，妊娠期空腹血糖及餐前血糖的控制目标为 3.3 ～ 5.3 mmol/L，餐后 2 h 血糖控制目标为 4.4 ～ 6.7 mmol/L，糖化血红蛋白＜ 5.5%。③ GDM 血糖控制方法。该病例中，对于患者的管理严格遵守医学营养治疗的原则，给予饮食和运动指导，控制效果良好，微量血糖及糖化血红蛋白（HbA1c 4.9%）均能够达到治疗目标。

2. 孕期并发症的监测：①妊娠期高血压疾病。GDM 患者在孕期要警惕并发妊娠期高血压疾病，GDM 患者每次妊娠期检查时应监测血压及尿蛋白，一旦发现并发子痫前期，则按子痫前期原则处理。②其他并发症。注意孕妇的宫高曲线及子宫张力，定期行 B 超检查了解羊水量，及时发现羊水过多，注意孕妇有无白带增多、外阴瘙痒、尿急、尿频、尿痛等表现，定期行尿常规检测，必要时行阴道分泌物检查。该患者在产检过程中按照 GDM 的诊疗规范监测生命体征及各项实验室检查，未发现孕期并发症。

3. 胎儿评估：①胎儿发育的监测。在妊娠中期应用超声对胎儿进行产前筛查，妊娠早期血糖未得到控制的孕妇，尤其要注意应用超声检查胎儿中枢神经系统和心脏的发育，有条件者推荐行胎儿超声心动图检查。②胎儿生长速度的监测。妊娠晚期应每 4 ～ 6 周进行一次超声检查，监测胎儿发育，尤其注意监测胎儿腹围和羊水量的变化。③胎儿宫内发育状况的评价。妊娠晚期孕妇应注意监测胎动。需要应用胰岛素或口服降糖药物者，应自妊娠 32 周起，每周行一次无应激试验 NST。可疑胎儿生长受限时尤其应严密监测。

该患者孕期严格按照以上规范进行胎儿宫内状况评估，未发现异常。

三、分娩方式及分娩时机的选择

1. 分娩时机：患者孕期诊断为 GDM 后，进行规范的医学营养治疗，未行胰岛素治疗，血糖控制达标，孕期规范监测，未发现母儿并发症，故可期待至预产期。患者预产期已至，未自然临产，给予前列腺素促宫颈成熟。

2. 分娩方式：该患者无产科剖宫产指征存在、孕期血糖控制达标、估计胎儿体重未超过 4250 g（估计胎重 3500 g）。查骨盆各径线未见异常，无阴道分娩禁忌，可行阴道试产。入院后完善血尿常规、凝血功能、生化全项、糖化血红蛋白、糖化白蛋白、微量血糖（5 次）、胎心监护。于孕 40 周宫颈 Bishop 评分为 3 分（宫颈长 2 cm，质中，后位，宫口未开，S= –2），给予米索前列醇促宫颈成熟。

四、产程监测

GDM 患者临产进入产程后需定时监测血糖、尿酮体水平，该患者临产后常规产程处理的同时每 1 ～ 2 小时监测血糖及尿常规。

若产程中出现酮症，需按照以下原则进行治疗：①血糖过高者（＞16.6 mmol/L）先予胰岛素 0.2 ～ 0.4 U/kg 一次性静脉注射。②胰岛素持续静脉滴注。0.9% 氯化钠注射液＋胰岛素，按胰岛素 0.1 U/（kg·h）或 4 ～ 6 U/h 的速度输入。③监测血糖。从使用胰岛素开始每小时监测一次血糖，根据血糖下降情况进行调整，要求平均每小时血糖下降 3.9 ～ 5.6 mmol/L 或超过静脉滴注前血糖水平的 30%，达不到此标准者，可能存在胰岛素抵抗，应将胰岛素用量加倍。④当血糖降至 13.9 mmol/L 时，将 0.9% 氯化钠注射液改为 5% 葡萄糖液或葡萄糖盐水，每 2 ～ 4 g 葡萄糖加入 1 U 胰岛素，直至血糖降至 11.1 mmol/L 以下且尿酮体阴性，并可平稳过渡到餐前皮下注射治疗时停止补液。⑤注意事项。补液原则先快后慢、先盐后糖，注意出入量平衡。

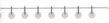

该病例产程处理如下：2020 年 4 月 5 日 10：00 给予米索前列醇 0.025 mg，后穹隆置入。20：30 临产，宫缩 30 秒每 2 ～ 3 分，强度（+），随机血糖 6.1 mmol/L，尿常规（−）。22：30 宫口开大 2 cm 入产房，入室血糖 5.3 mmol/L，尿常规（−），入室后行分娩镇痛。

2020 年 4 月 6 日 0：30 微量血糖 5.8 mmol/L。2：30 宫口 2 cm，胎膜自破，羊水清，S= −2，微量血糖 5.3 mmol/L，尿常规提示酮体（++++），尿糖（−），考虑为饥饿性酮症，原因为产程中体力消耗较大，入量不足产生饥饿性酮体，尿酮体（++++）同时血糖正常（微量血糖 5.3 mmol/L），故给予补液治疗，乳酸钠林格液 500 mL 静脉滴注（125 mL/h），哌替啶 100 mg 肌内注射，产程休息。4：30 微量血糖 5.5 mmol/L，尿酮体（++），血糖平稳，酮症较前减轻，继续乳酸钠林格液 500 mL 静脉滴注。6：30 宫口 4 cm，S= −2，右枕后位（right occiput posterior，ROP），羊水清，微量血糖 7.0 mmol/L，尿酮体（+++），pH 7.38，补液治疗后尿酮体持续存在，按照灭酮治疗的原则，血糖＜ 13.9 mmol/L 时静脉注射 5% 葡萄糖液加胰岛素，给予 5% 葡萄糖注射液 +4 U 胰岛素静脉滴注（125 mL/h）；患者系 GDM 且持续尿酮体阳性，故使用 Friedman 曲线处理产程，以宫口开大 3 cm 作为活跃期的开始，之后每 2 小时检查宫口。7：30 微量血糖 5.9 mmol/L，尿酮体（+++），继续 5% 葡萄糖注射液 +4 U 胰岛素静脉滴注（125 mL/h）。8：30 宫口 6 cm，S= −2，ROP，羊水清，微量血糖 6.0 mmol/L，尿酮体（++）。因相对头盆不称、持续性枕后位、妊娠期糖尿病酮症，行子宫下段剖宫产术。9：05 顺利娩一女婴，3960 g，阿氏评分 1 分钟 10 分，5 分钟 10 分，10 分钟 10 分。脐血血气 pH 7.28，碱剩余（base excess，BE）− 4 mmol/L。术后继续 5% 葡萄糖注射液 +4 U 胰岛素静脉滴注（125 mL/h）。10：30 微量血糖 6.4 mmol/L，尿酮体（−）。

五、产后处理

1. 母乳喂养：鼓励患者母乳喂养以改善血糖水平及新生儿的远期预后。该患者依从性良好，至产后 42 天复查时能够遵医嘱坚持纯母乳喂养。

2. 新生儿处理：与 PGDM 患者相同，GDM 新生儿的处理也是按照高危儿进行围产期管理。胎儿娩出后完成早接触、早吸吮后即进行血糖监测，并注意保暖、提早喂糖水。产后每日新生儿科查房均按照高危儿进行监测。

3. 产后复查：部分 GDM 患者产后可转为 DM，但是通过改变生活方式和药物治疗可以使有 GDM 史的妇女发生糖尿病的比例减少 50% 以上。因此所有 GDM 患者都应该在产后 6 ～ 12 周复查 75 g OGTT。产后 75 g OGTT 血糖异常的诊断标准见表 2-4。

该患者产后 42 天门诊复查 75 g OGTT 结果显示正常，但此后仍需要坚持健康的生活方式，并定期监测血糖。

表 2-4　非孕期血糖异常的分类及诊断标准

分类	FPG/（mmol/L）	服糖后 2 h 血糖 /（mmol/L）	HbA1c/%
正常	＜ 5.6	＜ 7.8	＜ 5.7
糖耐量受损	＜ 5.6	7.8 ～ 11.0	5.7 ～ 6.4
空腹血糖受损	5.6 ～ 6.9	＜ 7.8	5.7 ～ 6.4
糖尿病	≥ 7.0	或 ≥ 11.1	≥ 6.5

笔记

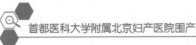

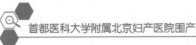

病例点评

在该病例中，患者仅 29 岁，孕前体重指数为 22.7 kg/m²，孕期增重 10 kg，未超过合理范围（理想水平 11 ~ 16 kg）。该孕妇为 GDM 的高危人群，从早孕期产检时即进行生活方式干预，患者依从性良好，能够均衡营养并合理控制体重增长。孕 24 周诊断为 GDM 后使用医学营养治疗的方法进行管理，在之后的门诊产检过程中增加复诊频率及监测强度，做到了规范的孕期管理。该患者病情平稳，无产科剖宫产指征存在，到预产期仍未临产，于孕 40 周予米索前列醇促宫颈成熟。产前评估孕期血糖控制达标、估计胎儿体重未超过 4250 g，无阴道分娩禁忌，可行阴道试产，临产进入产程后仍需监测血糖和尿酮体水平。按照诊疗常规，患者每 1 ~ 2 小时监测血糖和尿常规。患者从产程第 6 小时之后出现了尿酮体（++++），当时血糖 5.3 mmol/L，考虑为产程能量过度消耗，入量不足导致的饥饿性酮症，因此给予进食同时补液补充乳酸钠林格液 500 mL，按照 125 mL/h 速度静脉滴注；其后根据尿酮体及血糖情况进行灭酮治疗并使用 Friedman 产程曲线进行产程管理。最终因"相对头盆不称、持续性枕后位、妊娠期糖尿病酮症"，行子宫下段剖宫产术，娩一女婴，3960 g。

此病例提示我们，即使孕期体重和血糖管理良好的 GDM 患者，依然有可能出现大于胎龄儿和巨大儿导致难产，产程中需严格定时监测血糖和尿酮体，及时发现异常，积极处理。

参考文献

1. COMMITTEE ON PRACTICE BULLETINS-OBSTETRICS. ACOG Practice Bulletin No.190：Gestational Diabetes Mellitus.Obstet Gynecol，2018，131（2）：e49-e64.

2. SZMUILOWICZ E D, JOSEFSON J L, METZGER B E. Gestational Diabetes Mellitus.Endocrinol Metab Clin North Am，2019，48（3）：479-493.

3. BOSDOU J K, ANAGNOSTIS P, GOULIS D G, et al. Risk of gestational diabetes mellitus in women achieving singleton pregnancy spontaneously or after ART: a systematic review and meta-analysis.Hum Reprod Update，2020，26（4）：514-544.

（孔丽君）

病例 3　妊娠期糖尿病产时血糖管理

病历摘要

患者，女，37 岁，G_1P_0，停经 38^+ 周，见红伴规律下腹痛 3 小时。

平素月经规律，根据孕早期 B 超核对孕周无误。孕 24^+ 周 OGTT 5.5 mmol/L-12.31 mmol/L-8.75 mmol/L，诊断为 GDM 后饮食运动控制血糖不满意，予三餐前皮下注射短效胰岛素诺和锐控制血糖，0 U-0 U-8 U，22：00 予中效胰岛素诺和灵 N 10U。妊娠晚期血糖控制平稳，HbA1c 5.6%。现孕 38^+ 周，见红伴规律宫缩 3 小时，阴查宫颈消，开大 2 cm，S=–2，胎胞存，10：15 分入产房待产。

孕前 BMI 24.11 kg/m^2，体重增加 12.5 kg。既往体健，否认慢性病史、传染病史、外伤史、输血史及药物过敏史。

【入院查体】

体温 36.5 ℃，脉搏 74 次 / 分，血压 112/76 mmHg，心、肺听诊无明显异常。腹软，无压痛、反跳痛及肌紧张。肝、脾肋下未触及，双下肢无明显水肿。宫高 33 cm，腹围 100 cm，估计胎儿体重 3300 g，未及宫缩。胎心 140 次 / 分，先露浮。骨盆测量示 TO 8.5 cm，耻骨弓 90°。

【辅助检查】

B 超示 BPD 9.7 cm，FL 7.0 cm，AC 33.7 cm，AFI 11.7 cm，颈部可见 U 形压迹。空腹血糖 4.3 mmol/L，HbA1c 5.4%，糖化白蛋白 12.04%。尿常规示尿糖阴性，尿酮体阴性，尿蛋白阴性。

【治疗经过】

本患者规律宫缩 3 小时 10：15 入产房，宫口开大 2 cm，S= –2，胎胞存。已进食少量早餐，随机血糖 7.5 mmol/L，产房查尿常规尿酮体（+++），尿糖（+），尿比重 1.030，脉搏 80 次 / 分，血压 128/74 mmHg，胎心监护 I 类图形。适当饮水后 2 小时复查血糖 7.7 mmol/L，尿酮体（+++），尿糖（+），胎心监护 I 类图形。

患者精神状态可，间断呕吐胃内容物，急查生化全项，结果显示肝肾功能、电解质正常。患者 GDM 产程血糖偏高伴持续尿酮体阳性，但产程中体力消耗较大，患者入量不足，考虑饥饿性酮症可能性大。因此完善母体动脉血气分析，评估是否合并酮症酸中毒，动脉血气回报 pH 7.4、乳酸 1.1 mmol/L、氧合指数 432、标准碳酸氢盐浓度 21.9 mmol/L，不支持酮症酸中毒，因此鼓励进食，行补液水化治疗，予乳酸钠林格液 500 mL 静脉滴注（125 mL/h）；同时给予小剂量胰岛素控制产程中血糖水平。补液后每小时复查血糖及尿常规，考虑患者 GDM 产程中酮体阳性，故分娩按老产程时限处理。给予小剂量胰岛素及补液后 1 小时随机血糖 7.2 mmol/L，尿酮体（++），尿糖（–），尿比重 1.025，继续补液及监测血糖。14：15 患者宫口开大 4 cm，S= –1，左枕前位（left occiput anterior，LOA），胎胞

笔记

存；宫缩规律，胎心监护Ⅰ类图形，随机血糖 6.8 mmol/L，尿酮体（＋），尿糖（－），尿比重 1.020；患者补液及分娩镇痛后呕吐症状好转，鼓励适当饮水进食，继续补液及监测血糖。1 小时后随机血糖 7.0 mmol/L，尿酮体（－），尿糖（－），尿比重 1.021。酮体阴性后 2 小时复查血糖。16：15 患者宫口开大 5 cm，S=0，LOA，自然破水，羊水清，宫缩规律，胎心监护Ⅰ类图形，随机血糖 6.8 mmol/L。

18：15 患者宫口开大 10 cm，S=+2，LOA，羊水清，宫缩规律，胎心监护Ⅰ类图形；患者便意感强，指导分娩；随机血糖 7.4 mmol/L，急查尿常规回报尿酮体（＋），尿糖（－），尿比重 1.020，鼓励适当饮水进食。19：15 宫缩规律，指导分娩，胎心监护Ⅰ类图形，随机血糖 8.5 mmol/L，给予 0.9% 氯化钠注射液 500 mL+6 U 胰岛素（125 mL/h）控制母体血糖水平，同时查尿常规，1 小时后复查血糖及尿常规。19：45 患者自然分娩，后羊水清，随机血糖 7.2 mmol/L，新生儿体重 3370 g，Apgar 评分均 10 分，新生儿血糖 4.5 mmol/L。

产程一程 11 小时 15 分，二程 1 小时 30 分，三程 5 分，总产程 12 小时 50 分，出血 300 mL，会阴Ⅰ°裂伤。

【常见并发症】

1. 孕妇低血糖：分娩过程中产妇肌肉活动增加，体力消耗大，储存的糖原分解消耗，且进食量易偏小，容易引起低血糖；同时产时疼痛、紧张、焦虑导致的应激可使体内升糖激素分泌增多，外周组织胰岛素抵抗增加，胰岛素分泌减少，肝糖原生成增多，胰岛素介导的葡萄糖摄取和利用减少，脂肪和蛋白分解增强，从而导致血糖升高，发生酮症。妊娠合并糖尿病孕妇与正常孕妇相比存在更严重的胰岛素抵抗，饮食控制的消瘦 GDM 孕妇胰岛素敏感性降低更明显。妊娠合并糖尿病孕妇血糖变动大，个体差异大，这些均可增加控制血糖的难度，如处理不当或不及时，可导致妊娠合并糖尿病孕妇发生严重低血糖、糖尿病酮症，所以严格控制产时血糖具有重要意义。

2. 新生儿低血糖：孕妇产时因疼痛、精神紧张、进食不规律、血糖控制不平稳，易发生高血糖、代谢性酸中毒，可导致胎儿宫内耗氧增多，进而发生胎儿窘迫，使新生儿低血糖和新生儿窒息的发生率增高。有学者认为，新生儿出生后的低血糖与产妇在产程中的高血糖状态密切相关，而与妊娠期的平均血糖水平、HbA1c 值及胰岛素用量无关联。胎儿有连续的葡萄糖供应，出生后则变为间断的营养供应，新生儿早期短暂低血糖是新生儿适应这一变化时常见的现象，而持续未控制的新生儿低血糖会造成新生儿大脑不可逆的损伤。

3. 酮症酸中毒：《妊娠合并糖尿病诊治指南 2014》指出了产时糖尿病酮症的胰岛素治疗方案，对产程中的单纯酮症需密切观察病情，保证能量供给，给予静脉输液，按血糖测定结果调整胰岛素用量。输液速度应根据产妇的血压、心率、每小时尿量、末梢循环情况决定，并持续至酮症消失。必要时监测孕妇动脉血气防止代谢性酸中毒发生。

【预后】

产后监测母体及新生儿血糖，避免并发症的出现。所有 GDM 孕妇产后应检查空腹血糖，空腹血糖正常者产后 6 ～ 12 周行口服 75 g OGTT（空腹及服糖后 2 h 血糖），根据血糖水平明确产前诊断为糖尿病合并妊娠、葡萄糖耐量受损（impaired glucose tolerance，IGT）合并妊娠或 GDM。

【预防】

糖尿病孕妇产程中血糖的科学管理及宣教可对不良妊娠结局有一定预防作用。首先告知孕妇妊娠合并糖尿病分娩期血糖管理能明显降低新生儿低血糖的发生率及新生儿住院率。同时，分娩为强体力劳动，产妇在分娩过程中对能量的需求量增加，但由于分娩疼痛引起的产妇焦虑、紧张等会导致产妇的进食欲望降低，造成能量供需的不平衡，这种不平衡会让产妇在分娩过程中血中葡萄糖快速减少，导致能量供应不足及应激性高血糖水平。因此，指导孕妇有计划地摄入能量可避免血糖波动过大，适当的进食、饮水可保证产妇在分娩过程中的供能。另外，分娩镇痛技术可缓解产妇的疼痛及紧张、焦虑等负面情绪，对稳定产程中的血糖有一定作用。

分析讨论

一、病例特点

高龄初产女性，孕期增重 12.5 kg，GDM；孕期血糖控制满意，孕足月自然临产；无头盆不称，阴道试产。

二、诊疗思路

1. 糖尿病本身不是剖宫产指征，对于 GDM 孕妇产程中血糖管理，原则上引产前一天晚停中效或长效胰岛素，临产后停用所有皮下注射的胰岛素，提供足够的葡萄糖以满足基础代谢需要和应激状态下的能量消耗，根据产程中血糖值维持小剂量胰岛素静脉滴注，避免高血糖或低血糖，有利于葡萄糖的利用，防止糖尿病酮症的发生，并保持适当血容量和电解质代谢平衡。

2. 产程中血糖及尿酮体监测方法：建议每 1 ～ 2 小时查一次血糖并监测患者酮体水平，对于持续存在尿酮体的孕妇应分析患者是饥饿性酮症还是糖尿病酮症。饥饿性酮症的治疗应补充能量，糖尿病高血糖酮症需应用胰岛素灭酮治疗。对反复尿酮体≥ +++ 的孕妇建议监测生命体征并行动脉血气分析，了解是否并发代谢性酸中毒。

三、鉴别诊断

DKA：患者常见（> 50%）症状有恶心、呕吐和弥漫性腹痛，因脱水、虚弱无力、意识模糊，最终陷入昏迷。体格检查可发现皮肤弹性差、Kussmaul 呼吸、心动过速、低血压。当血酮 $\geq$ 3 mmol/L 或尿酮体阳性、血糖 > 13.9 mmol/L 或已知为糖尿病患者、血清 HCO_3^- > 18 mmol/L 和（或）动脉血 pH > 7.3 时可诊断为糖尿病酮症，而血清 HCO_3^- < 18 mmol/L 和（或）动脉血 pH < 7.3 即可诊断为 DKA，如发生昏迷可诊断为 DKA 伴昏迷。值得注意的是，DKA 也可能发生在血糖浓度相对较低的孕妇中，增加了母胎结局不良的风险。

病例点评

随着我国二孩政策开放，高龄产妇增多，妊娠合并糖尿病的比例增加，加之分娩镇痛的普遍开展，以及 2015 年部分医院开始实施的新产程时限（主要是潜伏期及第二产程时限较前延长），都将导致妊娠合并糖尿病患者阴道试产数量增加、医护人员产程中血糖管理问题增加。产程中血糖变化、血糖监测及管理方案成为产科的焦点。

对于妊娠合并糖尿病孕妇的产程时限，国内学者提出糖尿病孕妇高血糖本身可降低胎盘对胎儿的血氧供应，使胎儿体内耗氧量加大而导致慢性缺氧、酸中毒，故产程延长将增加胎儿缺氧和感染的危险；认为应尽量减少产妇体力消耗，尤其是第二产程不宜过长，必要时行会阴侧切及低位产钳或胎头吸引术以缩短产程。若发现产程延长、胎位异常，宜及时剖宫产结束分娩。英国国家卫生与临床优化研究所

（The National Institute for Health and Care Excellence，NICE）2015 年指南推荐妊娠合并糖尿病孕妇的分娩期血糖控制在 4 ~ 7 mmol/L 可减少新生儿低血糖发生率，认为产程中血糖控制依赖饮食控制、葡萄糖溶液和小剂量胰岛素的静脉滴注；该指南对妊娠合并糖尿病总产程时限没有明确的限制，但纳入研究的病例总产时不超过 24 小时。《妊娠合并糖尿病诊治指南 2014》对妊娠合并糖尿病孕妇阴道试产者产程也无明确限制，但指出要密切监测孕妇的血糖、宫缩、胎心率变化，避免产程过长。

参考文献

1. HUNG T H，HSIEH T T. The effects of implementing the international association of diabetes and pregnancy study groups criteria for diagnosing gestational diabetes on maternal and neonatal outcomes.PLoS One，2015，10（3）：e0122261.

2. 中华医学会妇产科学分会产科学组 . 妊娠合并糖尿病诊治指南 . 中华围产医学杂志，2014，8（17）：537-545.

3. 石琪，漆洪波 . 产程图研究进展 . 中国实用妇科与产科杂志，2013，29（1）：68-70.

（黄诗韵）

003 极早早产 1 例

发达国家将 < 28 周的分娩称为极早早产，发生率为 5%，而我国许多临床机构仍将这部分病例称为晚期流产。随着我国医疗技术的不断提高和早产儿救治水平的增强，孕 24 ～ 28 周的新生儿救治存活率不断上升，胎龄小于 28 周的超早产儿已占所有早产儿的 5.5%。

病历摘要

患者，女，50 岁，主因"停经 24^{+6} 周，阴道流液 1 周"于 2018 年 6 月 7 日 10：18 入院。

患者为已婚高龄女性。1993 年 5 月自娩一活女婴，体健，G2P1。平素月经规律，4 天 /27 ～ 28 天，月经量中，无痛经，末次月经 2017-12-15，2018 年 1 月 4 日行体外受精 – 胚胎移植（in vitro fertilization and embryo transfer，IVF-ET）术，移植鲜胚 2 枚，后黄体酮保胎治疗至孕 12 周，预产期 2018-9-21。孕 12 周于我院就诊，建议减胎，患者拒绝。孕早期无阴道出血，孕 4 个月自觉胎动至今，核对孕周无误，孕 12 周 B 超提示宫内双活胎（双绒毛膜性）。孕 12 周查 CVT 提示外周阻力增大，血液黏度偏高，口服"阿司匹林" 75 mg/d，一日一次至今，孕 15 周复查 CVT 正常。因为患者高龄建议行羊水穿刺，患者拒绝，无创 DNA 未查，孕中期查 OGTT 5.28 mmol/L-10.08 mmol/L-9.92 mmol/L，诊断为妊娠期糖尿病，营养门诊就诊，指导饮食加运动调整血糖，血糖控制满意，血压正常。一周前无明显诱因出现阴道流液，无腹痛，自诉胎动好，今就诊于我院急诊，查胎心 150 次 / 分、140 次 / 分，子宫放松好，未及宫缩。

内诊见宫颈不清，宫口松，羊膜囊膨出，大小约 2 cm，未见羊水流出，查类胰岛素生长因子结合蛋白 -1（insulin-like growth factor binding protein-1，IGFBP-1）（＋），胎儿纤维联结蛋白（fetal fibronectin，fFN）（＋），考虑胎膜早破先兆流产，遂收入院。

孕妇身高 159 cm，孕前体重 52 kg，BMI 20.6 kg/m²，现体重 70 kg，孕期体重增加 18 kg。

【入院诊断】

G_2P_1，孕 24$^+$ 周，头位、横位；双胎妊娠（双绒、双羊）；先兆流产；胎膜早破；妊娠期糖尿病；IVF-ET 术后；痔疮；腹腔镜下双输卵管切除术后；宫腔镜下子宫内膜息肉切除术后。

【入院查体】

患者一般情况好，体温 36.5 ℃，脉搏 76 次 / 分，血压 112/70 mmHg，心脏听诊律齐、无杂音，双肺叩诊无异常、听诊呼吸音清，肝、脾肋下触诊不满意，腹部膨隆，宫高 30 cm，腹围 102 cm，胎心 150 次 / 分、140 次 / 分，宫缩无，头位、横位，先露浮，浮肿（－），估计胎儿大小 600 g、650 g。内诊见外阴已婚型，阴道通畅，宫颈质中，未消，宫口未开，胎膜已破。骨盆未查。

【辅助检查】

1. 实验室检查：血尿常规、生化、凝血检查均未见异常，留取阴道分泌物排查生殖道感染。

2. 产科双胎超声：一胎头位，二胎横位，两胎儿间可见羊膜囊分隔，胎心、胎动均可见。BPD 6.3 cm、6.0 cm，FL 4.8 cm、4.5 cm，AFV 5.1 cm、5.1 cm。一胎脐动脉收缩期 / 舒张期（systolic phase/diastolic phase，S/D）2.47，搏动指数（pulsation index，PI）0.98，阻力指数（resistance index，RI）0.60；二胎脐动脉 S/D 3.13，PI 1.29，

RI 0.68。一胎胎盘位于左前壁，二胎胎盘位于前壁，宫颈管呈分离状，宽约 0.6 cm，宫颈长约 3.2 cm。

3. 其他检查：胰岛素样生长因子呈阳性，胎儿纤维粘连蛋白呈阳性。

【治疗】

入院后，充分告知患者流产、感染、妊娠期糖尿病风险，给予患者卧床休息、口服保胎药物、静脉滴注抗生素预防感染、监测血糖等治疗。入院治疗 1 周，血糖控制不满意，给予胰岛素治疗（4 N-6 N-4 N-4 N），血糖控制尚可（空腹血糖 5.2 ～ 5.4 mmol/L，餐后 2 h 血糖 6.5 ～ 7.2 mmol/L）。入院一周后，患者生命体征平稳，无发热，心率 80 次/分，血常规及 C 反应蛋白（C-reactive protein，CRP）无感染征象，胎心正常，考虑暂时停药观察，继续期待治疗。2018 年 6 月 19 日（距入院 2 周）患者自觉阴道分泌物增多，下腹坠胀，继续保胎对症治疗，监测感染指标，并给予地塞米松促肺治疗，保胎过程中尿潴留，留置尿管，B 超提示第一胎儿为头位，交代分娩方式，孕妇要求阴道试产，2018 年 6 月 26 日患者孕 27^{+3} 周凌晨出现规律宫缩，宫口开大 1 cm，查第一胎儿为臀位，宫口处可触及胎儿肢体，向患者及家属交代风险后，患者及家属要求剖宫产，当日剖宫产娩出二男婴，大男 1145 g，评分 8-9-9，小男 905 g，评分 9-9-9，转 NICU 继续治疗，产后 42 天复查，诉二早产儿均已出院，存活状态好。

【常见并发症】

1. 母体并发症：绒毛膜羊膜炎、败血症、胎盘早剥。绒毛膜羊膜炎是胎膜早破的常见并发症，互为因果。破膜时间越长，临床绒毛膜羊膜炎的风险越大，进而可导致母体产褥感染、败血症等。

2.早产儿并发症：早产儿耐受宫缩能力差，产时要加强监护，及时识别胎儿窘迫，尽早处理。早产儿继发呼吸窘迫综合征、脑室内出血和坏死性小肠结肠炎等的风险明显增加，尤其是小于 32 周甚至小于 28 周的极早早产儿，出现并发症甚至新生儿死亡的可能性极大。

【预后】

婴儿在新生儿期死亡的首位原因是早产儿的不成熟及相关并发症的发生，而超早产儿、极早早产儿明显具有更高的死亡率。发达国家或地区超早产儿的救治存活率在 20 世纪末期和 21 世纪初期就已经取得了较大改善，目前已进入一个相对稳定期。随着越来越多的极早早产儿进入新生儿科接受治疗，我国部分新生儿救治能力较强的医院，极早早产儿的整体救治存活率也在逐年提高。超早产儿的整体存活率已从 2008 年的 45.1% 上升至 2017 年的 60.4%。

【预防】

与其他孕周发生的早产类似，胎膜早破依然是极早早产组最常见的并发症，因此孕期应重视规律产前检查，防治泌尿生殖道感染，早期识别、处理有胎膜早破倾向的高危孕妇，积极治疗妊娠合并症及并发症，有助于降低未足月胎膜早破的风险，从而减少极早早产的发生。

妊娠期糖尿病是极早早产和早产的主要相关妊娠并发症之一，当孕妇血糖控制欠佳时，由于孕妇自身的高血糖环境造成的氧化应激引起胎盘血管内皮功能障碍，导致羊水过多、泌尿生殖系统感染、未足月胎膜早破的风险增加，进一步增加了极早早产的发生概率。因此，应强调妊娠期糖尿病早诊断的重要性，诊断后尽早给予饮食控制、运动指导、缩短产前检查间隔、监测并控制血糖和管理孕期体质量增长等干预措施，对降低极早早产的发生率尤为关键。

一项对极早早产和早期早产的对照研究发现，并发宫颈功能不全的极早早产孕妇多于早产孕妇，差异有统计学意义（12.5% *vs.*1.96%，$P < 0.05$），与既往研究中宫颈功能不全是极早早产的重要原因相符合。故应及时识别有中晚期流产史、自发性早产史、宫颈手术史、急产史、多次早孕人流史等高危因素的孕妇，对怀疑或明确有宫颈功能不全的妇女在孕期应行宫颈环扎，同时在孕期连续监测宫颈长度、有无宫颈扩张，必要时可行紧急宫颈环扎术，从而降低极早早产的发生率。

对医源性的早产，应慎重权衡利弊，在母儿安全的前提下，尽量延长孕周至孕 28 周以上，以降低极早早产的发生率，改善早产儿结局。

📋 分析讨论

一、病例特点

此患者双胎妊娠，因子宫过度膨胀等原因使得流产、早产的风险升高，具有高龄、双胎、GDM 等多重极早产因素，易发生极早产，且为 IVF-ET 术后高龄失独经产妇，胎儿极其宝贵，于 24^+ 周发生了未足月胎膜早破（preterm premature rupture of fetal membranes, PPROM）。

二、诊疗思路

根据孕周大小可将未足月胎膜早破分为无生机的 PPROM（＜ 24 孕周），远离足月的 PPROM（孕 $24 \sim 31^{+6}$ 周，又可以分为孕 $24 \sim 27^{+6}$ 周和孕 $28 \sim 31^{+6}$ 周），近足月的 PPROM（孕 $32 \sim 36^{+6}$ 周，又分为孕 $32 \sim 33^{+6}$ 周和孕 $34 \sim 36^{+6}$ 周。该患者为远离足月的 PPROM。

1. PPROM 处理总则

①对孕妇和胎儿状况进行全面评估，准确核对孕周（依据月经周期、受孕时间、早中孕期超声测量数据等），评估有无感染、胎儿状况（胎儿大小、胎方位、羊水指数、有无胎儿窘迫、有无胎儿畸形）、母体有无其他合并症或并发症（如胎盘早剥等）。②确定处理方案。依据孕周、母胎状况、当地的医疗水平及孕妇和家属意愿 4 个方面进行决策，我国仍然采用 ≥ 28 孕周才算进入围产期，孕 $24 \sim 27^{+6}$ 周尚未进入围产期者，可以依据孕妇本人及家属意愿终止妊娠；符合保胎条件同时孕妇及家人要求保胎者可以期待保胎，但保胎过程长，风险大，要充分告知期待保胎过程中的风险；但如果已经羊水过少，羊水最大深度 < 20 mm 者宜考虑终止妊娠。该患者胎儿极度宝贵，要求期待保胎，综合评估无期待保胎的禁忌证，故期待保胎。

2. 期待保胎过程中的处理

（1）促胎肺成熟。产前应用糖皮质激素促胎肺成熟能减少新生儿呼吸窘迫综合征（respiratory distress syndrome，RDS）、脑室内出血（intraventricular hemorrhage，IVH）、坏死性小肠结肠炎（necrotizing enterocolitis，NEC）的发生，且不会增加母儿感染的风险。< 孕 34 周无期待保胎治疗禁忌证者，均应给予糖皮质激素治疗，但孕 26 周前给予糖皮质激素的效果不肯定，建议达孕 26 周后再给予糖皮质激素。具体用法为地塞米松 6 mg 孕妇肌内注射（国内常用剂量为 5 mg），每 12 小时 1 次，共 4 次，或倍他米松 12 mg 孕妇肌内注射，每天 1 次，共 2 次。给予首剂后，24 ~ 48 小时内起效，并能持续发挥作用至少 7 天。即使估计不能完成 1 个疗程的孕妇也建议使用，可有一定作用，但不宜缩短使用间隔时间。孕 32 周前使用了单疗程

笔记

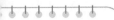 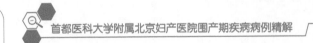

糖皮质激素治疗，孕妇尚未分娩，且在应用 1 个疗程 2 周后，孕周仍不足 32 周，估计短期内会终止妊娠者可再次应用 1 个疗程，但总疗程不能超过 2 个。糖尿病合并妊娠、妊娠期糖尿病孕妇处理上无特殊，但要注意监测血糖水平，防治血糖过高而引起酮症。

（2）抗生素的应用。导致 PPROM 的主要原因是感染，多数为亚临床感染，30% ~ 50% 的 PPROM 羊膜腔内可以找到感染的证据。即使当时没有感染，在期待保胎过程中也因破膜容易发生上行性感染。对 PPROM 预防性应用抗生素的价值是肯定的，可有效延长 PPROM 的潜伏期，减少绒毛膜羊膜炎的发生率，降低破膜后 48 小时内和 7 天内的分娩率，降低新生儿感染率及新生儿头颅超声检查异常率。美国妇产科医师学会（American College of Obstetricians and Gynecologists，ACOG）推荐的有循证医学证据的有效抗生素应用主要为氨苄西林联合红霉素，其后改为阿莫西林联合肠溶红霉素。具体用法为氨苄西林 2 g+ 红霉素 250 mg 每 6 小时 1 次，静脉点滴 48 小时；或阿莫西林 250 mg+ 肠溶红霉素 333 mg 每 8 小时 1 次，口服连续 5 天。青霉素过敏的孕妇，可单独口服红霉素 10 天。应避免使用氨苄西林 + 克拉维酸钾类抗生素，因其有增加新生儿坏死性小肠结肠炎的风险。但由于我国抗生素耐药非常严重，在参考 ACOG 推荐抗生素方案的前提下要依据个体情况选择用药和方案。

（3）宫缩抑制剂的使用。PPROM 引起的宫缩多与亚临床感染诱发前列腺素大量合成及分泌有关，如果有规律宫缩，建议应用宫缩抑制剂 48 小时，完成糖皮质激素促胎肺成熟的处理，减少新生儿 RDS 的发生，或及时转诊至有新生儿 ICU 的医院，完成上述处理后，如果仍有规律宫缩，应重新评估绒毛膜羊膜炎和胎盘早剥的风险，如有明确感染或已经进入产程，不宜再继续保胎，临产者应用宫缩抑制剂不能延长孕周，此外，长时间使用宫缩抑制剂对母儿均不利。

常用的宫缩抑制剂有 β_2 肾上腺素能受体兴奋剂、前列腺素合成酶抑制剂、钙通道阻滞剂、缩宫素受体拮抗剂等。个体化选择宫缩抑制剂的同时应注意其给孕妇及胎儿带来的不良反应（表3-1）。

表 3-1　常用宫缩抑制剂

药物种类	作用机制	不良反应	代表药物及用法
钙通道阻滞剂	抑制钙离子通过平滑肌细胞膜上的钙通道重吸收，从而抑制子宫平滑肌兴奋性收缩	观察血压，防止低血压	硝苯地平，起始剂量为20 mg 口服，然后每次10～20 mg，每天3～4次
前列腺素合成酶抑制剂	抑制环氧合酶，减少花生四烯酸转化为前列腺素，从而抑制子宫收缩	母体恶心、胃酸反流、胃炎等；妊娠32周前使用或使用时间不超过48小时，则不良反应较小；否则可引起胎儿动脉导管提前关闭，也可因胎儿肾血流量减少而使羊水量减少	吲哚美辛，起始剂量为50～100 mg 经阴道或直肠给药，也可口服，然后每6小时给25 mg，可维持48小时。主要用于妊娠32周前的早产
β_2 肾上腺素能受体兴奋剂	与子宫平滑肌细胞膜上的 β_2 肾上腺素能受体结合，使细胞内环磷酸腺苷（c-AMP）水平升高，抑制肌球蛋白轻链激酶活化，从而抑制平滑肌收缩	母体恶心、头痛、鼻塞、低血钾、心动过速、胸痛、气短、高血糖、肺水肿，偶有心肌缺血等；胎儿及新生儿心动过速、低血糖、低血钾、低血压、高胆红素，偶有脑室周围出血等	利托君，起始剂量50～100 μg/min 静脉点滴，每10分钟可增加剂量50 μg/min，至宫缩停止，最大剂量不超过350 μg/min，共48小时
缩宫素受体拮抗剂	竞争性结合子宫平滑肌及蜕膜的缩宫素受体，使缩宫素兴奋子宫平滑肌的作用减弱	不良反应轻微，无明确禁忌，但价格较昂贵	阿托西班，起始剂量为6.75 mg 静脉点滴1分钟，继之18 mg/h 维持3小时，接着6 mg/h 持续45小时

（4）硫酸镁的使用。随机对照研究提示孕32周前有分娩风险的孕妇应用硫酸镁可以降低存活儿的脑瘫率。所以对孕周小于32周的 PPROM 孕妇且有随时分娩风险者可考虑应用硫酸镁保护胎儿神经系统。

（5）期待过程中的监测。保守期待治疗时高臀位卧床休息，避免不必要的肛查和阴道检查，动态监测羊水量、胎儿情况、有无胎盘早剥、绒毛膜羊膜炎情况和临产征象。当前尚没有对监测的最佳频率达成的共识，目前的监测手段包括超声、胎心监护及感染指标检测，保胎时间长者可以考虑行宫颈分泌物培养和中段尿培养，及时发现绒毛膜羊膜炎。卧床期间应注意预防因孕妇卧床过久可能导致的一些并发症，如血栓形成、肌肉萎缩等。若保守治疗中出现感染、胎儿窘迫、胎盘早剥、羊水持续过少，应考虑终止妊娠。

3. 分娩方式

PPROM 选择何种分娩方式，需综合考虑孕周、早产儿存活率、是否存在羊水过少或绒毛膜羊膜炎、胎儿能否耐受宫缩、胎方位等因素。PPROM 不是剖宫产指征，分娩方式应遵循标准的产科常规，在无明确剖宫产指征时应选择阴道试产，产程中密切注意胎心变化，有异常情况时放宽剖宫产指征。阴道分娩时不必常规会阴切开，亦不主张预防性产钳助产。有剖宫产指征时，选择剖宫产术分娩为宜；胎儿臀位时应首选剖宫产术分娩，但也要注意根据孕周、当地医疗条件权衡。PPROM 胎儿娩出后建议有条件者行胎盘胎膜病理检查，明确有无组织病理性绒毛膜羊膜炎。对于可疑宫内感染或明确的宫内感染者行羊膜腔和新生儿耳拭子培养。

三、鉴别诊断

1. 绒毛膜羊膜炎的诊断和鉴别诊断：绒毛膜羊膜炎是胎膜早破（premature rupture of fetal membranes，PROM）及 PPROM 的常见并发症，互为因果。绒毛膜羊膜炎可以导致母儿不良结局，应注意识别和预防。破膜时间越长，绒毛膜羊膜炎的风险越大。急性临床绒毛膜羊膜炎的主要表现为孕妇体温升高（体温≥37.8 ℃）、脉搏增快

（脉搏＞100次/分）、胎心率增快（≥160次/分）、宫底有压痛、阴道分泌物有异味、外周血白细胞计数升高（≥$15×10^9$/L或核左移）。孕妇体温升高的同时伴有上述2个或2个以上症状或体征者可以诊断为临床绒毛膜羊膜炎，但上述任何单项的临床表现或指标异常都不能诊断。单纯一项指标异常应进行相应的鉴别诊断，并密切观察和监测，如糖皮质激素的应用会导致白细胞计数增高；某些药物或其他情况可以引起孕妇脉搏增快或胎心率增快，如 β_2 肾上腺素能受体兴奋剂可以导致孕妇脉搏及胎心率增快；产程中硬膜外阻滞的无痛分娩可以引起发热等。

2. 早产临产的鉴别诊断：早产临产需符合以下条件：出现规律宫缩（指20分钟≥4次或60分钟≥8次），同时宫颈管进行性缩短（宫颈展平≥80%），伴有宫颈扩张1 cm以上。诊断早产一般不困难，但应与妊娠晚期出现的生理性子宫收缩相区别。生理性宫缩一般不规律、无痛感，且不伴有宫颈管缩短和宫口扩张等改变。

📋 病例点评

该患者为50岁失独女性，IVF-ET术后，双胎妊娠具有多重早产的高危因素。患者孕24^+周时出现胎膜早破，因胎儿宝贵，要求期待保胎，故交代相关风险后给予抗生素预防感染、监测母胎情况期待治疗。期待过程中定期监测感染指标、胎儿生长情况，排查绒毛膜羊膜炎等相关并发症。孕26周后开始促胎肺成熟治疗，并给予监测血糖变化，因血糖控制欠佳给予胰岛素治疗。期待至27^+周后自然临产，给予硫酸镁保护脑神经，因双胎妊娠第一胎为臀位，行剖宫产终止妊娠。母儿预后良好。

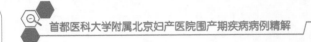

该病例高危因素明确，诊断明确，整个处理过程严格按照指南进行，在严密监测母胎情况的基础上适当延长孕周，在延长孕周的过程中给予了促肺、脑保护治疗。因患者临产后产程进展快，未来得及给予静脉抑制宫缩治疗。分娩时机及分娩方式的选择比较恰当。

本病例为一例成功的极早早产救治病例，但极早早产儿的患病率和死亡率明显高于早产儿，极早早产儿的救治需要产、儿科的积极配合，对 NICU 的救治水平要求较高，各医院要根据自己的救治能力进行个体化的选择。

高危妊娠人群孕前保健应选择有极早产儿救治能力的三级以上保健机构进行孕期保健与体检，保证母儿安康。

参考文献

1. 中华医学会妇产科学分会产科学组.早产临床诊断与治疗指南（2014）.中华妇产科杂志，2014，49（7）：481-486.

（申南）

004　单绒毛膜双羊膜囊双胎妊娠贫血 – 多血质序列征 1 例

双胎贫血 – 多血序列征（twin anemia-polycythemia sequence，TAPS）是单绒毛膜（monochorionic，MC）双胎妊娠的并发症之一，也称为双胎贫血 – 红细胞增多序列，其发生原因是胎盘上存在少量细小的动 – 静脉吻合支（血管直径 < 1 mm），导致供血儿向受血儿缓慢输血，最终导致一胎贫血而另一胎红细胞增多。TAPS 可能为原发，占单绒毛膜双胎的 3% ~ 5%，也可能是双胎输血综合征（twin-to-twin transfusion syndrome，TTTS）行胎儿镜激光术后胎盘上小的动 – 静脉血管残留所致，占 TTTS 胎儿镜激光术后的 2% ~ 13%。TAPS 时两胎儿羊水量无差异，也就是无羊水过多 – 羊水过少表现。TAPS 的主要产前表现是 MC 胎盘形成伴一胎儿大脑的中动脉收缩期峰流速（middle cerebral artery-peak systolic velocity，MCA-PSV）大于 1.5 倍中位水平（multiples of median，MoM），而另一胎儿的 MCA-PSV 低于 1.0 MoM。

病历摘要

患者，女，26 岁，平素月经规律，5 ~ 7 天 /28 ~ 30 天，量中，无痛经，LMP 2019-6-1，EDC 2020-3-8。自然受孕，患者停经 30 天查尿 hCG（＋），早期无阴道出血，孕 6^{+2} 周 B 超提示单绒毛膜双羊膜囊双胎，孕中期无创 DNA 提示低风险，孕 24 周 OGTT 4.39 mmol/L-5.04 mmol/L-6.76 mmol/L，孕期血压正常，孕 29^+ 周产检 B 超提示一胎儿大脑中动脉 PSV 大于 1.5 MoM，一胎儿大脑中动脉 PSV 小于

1.0 MoM，脐血流 S/D 正常，两胎儿羊水量正常。为进一步评估诊治，门诊以"孕 1 产 0，孕 29⁺ 周，头 / 横位，双胎妊娠（单绒双羊）、双胎贫血 – 多血序列征"收入院。

既往孕 0 产 0，体健，否认高血压、糖尿病、心脏病、肝肾疾病病史，否认传染病史、手术史、外伤史、输血史、药物过敏史。

【入院查体】

体温 36.3 ℃，脉搏 78 次 / 分，血压 120/74 mmHg，一般情况好，皮肤无黄染，心、肺听诊未闻及异常，宫高 36 cm，腹围 97 cm，羊水量中，胎位头位、横位，胎心 137 次 / 分、145 次 / 分，胎先露浮，估计胎儿体重 1400 g、1500 g。

【辅助检查】

实验室检查：血常规、尿常规、凝血五项未见明显异常。

影像学检查：B 超（2019-12-24）示胎儿头位、横位，BPD 7.5 cm、7.4 cm，FL 5.6 cm、5.4 cm，AC 25.1 cm、26.3 cm，AF 5.3 cm、5 cm，胎盘位于前壁。两胎儿可见羊膜囊分隔，一胎儿（右下）头位，二胎儿（左上）横位。B 超（2019-12-24）示第二胎儿大脑中动脉 PSV 大于 1.5 MoM，另一胎儿大脑中动脉 PSV 小于 1.0 MoM。12 月 24 日胎儿心功能检测正常。

其他检查：胎心监护 NST 两胎儿均为 NST 反应型。

【入院诊断】

孕 1 产 0，孕 29⁺ 周，头位、横位；双胎妊娠（单绒双羊）；双胎贫血 – 多血序列征。

【治疗】

入院后行胎心监护示 NST（＋）/NST（＋），因孕 29⁺ 周，选择期待治疗，故给予地塞米松促胎肺成熟，严密监测胎儿宫内情况。

12月25日复查胎儿大脑中动脉血流未见异常。每日严密监测胎心、胎动情况。每3日复查超声了解羊水、脐血流、大脑中动脉PSV、胎儿心功能变化情况。每日行胎心监护。12月27日胎儿心功能显示第一胎儿（受血儿）心功能临界值，两胎儿均未见静脉导管a波反向。孕妇拒绝脐带穿刺。保守期待治疗至31^{+5}周，B超提示一胎儿大脑中动脉B=0，建议终止妊娠。孕31^{+6}周，已促胎肺成熟，双胎贫血–多血质序列征，一胎儿大脑中动脉B=0，2020年1月10日在硬膜外麻醉下行子宫下段横切口剖宫产手术，术中娩儿顺利，大女（受血儿）体重1785 g，评分好，10-10-10、脐动脉血血气pH 7.36、乳酸2.2 mmol/L、BE –3.3 mmol/L、血红蛋白19.8 g/dL；小女（供血儿）体重1565 g，评分7-9-9，1分钟评分因呼吸、肤色、肌张力各减1分，5分钟、10分钟均因呼吸减1分，脐血血气pH 7.38、乳酸2.1 mmol/L、BE –2.5 mmol/L、血红蛋白10.7 g/dL。大女肤色暗红，小女肤色苍白，二女肤色差异明显，因早产转NICU。术后胎盘病理示胎盘组织，绒毛干及其分支分布均匀，见散在分布的滋养细胞结，呈胎盘较成熟改变；灶性绒毛间及绒膜下较多纤维蛋白沉着；部分区域胎盘绒毛内毛细血管及绒毛干内小血管欠充盈，呈贫血改变；另一部分区域胎盘绒毛内毛细血管及绒毛干、绒膜内小血管高度扩张淤血及淤血性出血；绒毛膜板及板下、羊膜轻度炎症；双脐带各见两动脉一静脉，其一脐带静脉淤血；结合临床考虑为双胎贫血–多血序列征胎盘改变；双胎胎盘（单绒双羊）（图4-1）。

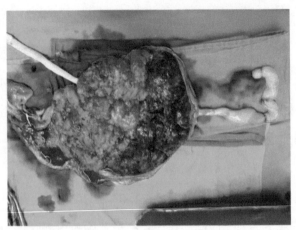

图4-1 贫血－多血序列征病例的胎盘外观

【常见并发症】

供血儿贫血、水肿、失血性休克；受血儿心力衰竭；早产、新生儿入住 NICU 率增高。

【预后】

并发 TAPS 的复杂双胎存活率为 75% ～ 100%。

【预防】

在妊娠早期明确双胎妊娠的绒毛膜性后，产检医生要熟悉了解单绒毛膜双胎可能发生的特有并发症，早期检出这些并发症，给予恰当的动态监测并进行适宜处理，有利于降低不良妊娠结局的风险。对于单绒毛膜双胎妊娠，应至少每 2 周进行 1 次胎儿生长发育评估，密切监测两胎儿 MCV-PSV 及脐动脉、脐静脉、静脉导管血流。

📋 分析讨论

一、病例特点

该孕妇自然受孕，为双胎妊娠，早期 B 超确定为单绒毛膜双羊膜囊双胎妊娠。孕 29⁺ 周发现两胎儿大脑中动脉 PSV 异常。两胎儿大小基本一致，羊水量无明显差异。孕妇无内外科合并症，孕期血糖、血压正常。

二、诊疗思路

1. 了解双胎妊娠的受孕方式、核对孕周。

2. 绒毛膜性判断对于双胎妊娠的重要性：双胎的临床处理是根据绒毛膜性判定的，双胎妊娠并发症的发生与胎盘绒毛膜性密切相关，所以绒毛膜性的判断对双胎妊娠的处理及预后至关重要，甚至可以说，如果单纯诊断双胎而不判断绒毛膜性，等于没有诊断双胎。20% 的双胎为单绒毛膜性双胎，其早产、先天畸形及胎儿生长受限的发生率均高于双绒毛膜性双胎（dichorionic twins）。单绒毛双胎有一些特有的并发症，如双胎输血综合征、选择性胎儿生长受限、双胎贫血 – 多血序列征、双胎动脉反向灌注序列征等。

3. 绒毛膜性的判断方法：①在孕早期确定绒毛膜性最为简单可靠。妊娠 6 ～ 10 周，计数妊娠囊的数量、评估分隔羊膜的厚度是确定绒毛膜性最可靠的方法（图 4-2）。②孕 11 ～ 14 周，超声扫描双胎之间羊膜的底蜕膜处，λ 峰或双胎峰是判断绒毛膜性的可靠依据。双胎峰征象是胎盘组织融合处延伸超过绒毛膜面，形成的三角性突起（图 4-3）。③在妊娠中期后，确定绒毛膜性和羊膜性的准确度降低，并且需要使用多种方法来评估胎盘性质（图 4-4）。所以，对于双胎妊娠应尽早评估绒毛膜性。

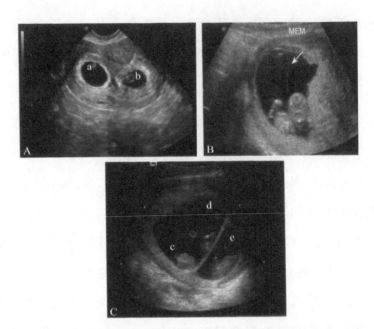

A：孕早期双绒毛双胎，两个孕囊明显被隔开，有强回声环围绕。B：孕早期单绒毛膜双羊膜囊双胎，超声下可见细如发丝的薄膜。C：孕早期双绒毛膜三羊膜囊三胎妊娠，其中胎儿 c 和 d 由很薄的隔膜分隔开，为单绒毛膜双胎，而胎儿 e 有独立的胎盘，较厚的隔膜将其与胎儿 c 和 d 分隔。

图 4-2　孕早期 B 超

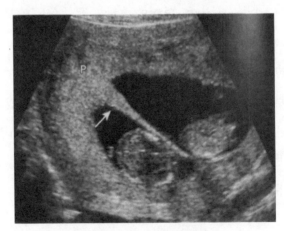

P：双绒毛膜双胎融合的胎盘。

图 4-3　双绒毛膜双胎妊娠的双峰征

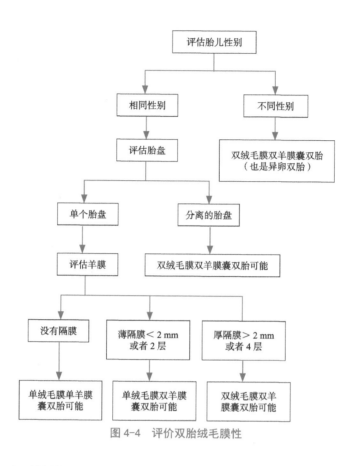

图 4-4 评价双胎绒毛膜性

4.鉴别单绒毛膜双胎的并发症：本病例在孕早期已明确为单绒毛膜双羊膜囊双胎，明确绒毛膜性后，孕 29 周 B 超提示胎儿大脑中动脉一胎大于 1.5 MoM，一胎儿小于 1.0 MoM，而两胎儿大小及羊水量无明显差异，故首先考虑双胎贫血 – 多血序列征。TAPS 的产前诊断标准为受血儿大脑中动脉最大收缩期流速峰值 < 1.0 MoM，供血儿大脑中动脉最大收缩期流速峰值 > 1.5 MoM。胎盘回声不等是 TAPS 的一种常见但不具有特异性的特征，贫血的供血儿胎盘区域增厚且呈强回声，多血的受血儿胎盘区域则外观正常，且两个区域之间的边界清晰。

5.分期：TAPS 的严重程度分期在产前产后均可进行（表 4-1）。

分娩时，胎盘母体侧出现显著色差，供血儿一侧发白或呈粉色，受血儿一侧色深，提示 TAPS 诊断。产后的诊断标准为两胎儿血红蛋白差异＞ 80 g/L，并且符合双胎网织红细胞比＞ 1.7（供血儿的网织红细胞计数 / 受血儿的网织红细胞计数）或胎盘灌注检查显示少数极小（1 mm）的 AV 吻合且有单向血流。

表 4-1　TAPS 分期

	产前分期	产后分期
1 期	供血儿的 MCA-PSV ＞ 1.5 MoM 且受血儿的 MCA-PSV ＜ 1.0 MoM，无胎儿受损的其他体征	血红蛋白差异＞ 8 g/dL
2 期	供血儿的 MCA-PSV ＞ 1.7 MoM 且受血儿的 MCA-PSV ＜ 0.8 MoM，且无胎儿受损的其他体征	血红蛋白差异＞ 11 g/dL
3 期	1 期或 2 期 TAPS 结合下述任一表现的供血儿心脏受损：①舒张末期脐动脉流消失或反向；②脐静脉搏动样血流；③搏动指数增加；④静脉导管 a 波反流	血红蛋白差异＞ 14 g/dL
4 期	1 期或 2 期 TAPS 结合供血儿水肿	血红蛋白差异＞ 17 g/dL
5 期	TAPS 发生之前一胎或双胎死亡	血红蛋白差异＞ 20 g/dL

6. 明确诊断后拟定治疗方案：治疗方法有期待治疗、宫内治疗、激光手术。孕周不同，采用的方式不同。TAPS 的理想治疗方法尚不清楚，但宫内输血（包括腹腔内输血和静脉内输血）和激光治疗都有良好的治疗效果，定期随访也是合理的选择。无论采用哪种治疗方法，并发 TAPS 的复杂双胎存活率为 75% ～ 100%。尚未证实宫内干预与胎儿存活和远期预后相关。目前尚无证据支持何种方法更有效。

7. 向孕妇及家属交代病情及治疗方案、预后等。

三、鉴别诊断

1. 双胎输血综合征：虽然 TAPS 与 TTTS 的表现有部分重叠，但 MCA-PSV 的差异可确诊 TAPS，而单纯性 TTTS 无该表现；羊水量不等（羊水过少和羊水过多序列）则提示单纯性 TTTS，而 TAPS 无该表现。TAPS 和 TTTS 均可能出现胎儿发育不一致，但这并不是它们的特征。TTTS 的产前诊断依据是超声发现仅存在一个 MC 胎盘伴羊水过多 / 羊水过少序列。通常羊水过少和羊水过多的定义是羊水暗区最大垂直深度＜ 2 cm 和＞ 8 cm。严重的羊水过少会导致"贴附儿"表现。

2. 选择性胎儿宫内生长受限（selective intrauterine growth restriction，sIUGR）：是单绒毛膜双胎的较常见并发症，主要表现为两个胎儿间的体质量差异较大。选择性胎儿宫内生长受限的诊断尚未形成共识，目前使用较为广泛的定义是 Gratacos 等提出的，单绒毛膜性双胎中，任一胎儿超声检查估测体质量小于相应孕周的第 10 百分位，即考虑选择性胎儿宫内生长受限。sIUGR 可伴有脐动脉舒张末期血流异常，但胎儿大脑中动脉 PSV 无异常。

📋 病例点评

1. 随着辅助生殖技术的发展及高龄孕妇的增多，双胎妊娠的发生率也在逐年增加。在早期确诊双胎妊娠的同时要进行绒毛膜性的判断。

2. 单绒毛膜双胎有其特有的并发症。单绒毛膜双胎妊娠应在 16 周开始，每 2 周接受超声检查，以评估是否发生双胎输血综合征、双胎贫血 – 多血序列和选择性胎儿宫内生长受限。

3.本病例的临床表现、产前 PSV 差异，以及产后胎盘外观病理和两个胎儿血红蛋白差异均符合双胎贫血－多血序列征诊断，处理及时、恰当，保证了母婴安全。

4.产后可以查新生儿血或脐带血血常规行网织红细胞计数检查来进一步确认诊断。

参考文献

1. 孙路明，赵扬玉，段涛.双胎妊娠临床处理指南（第二部分）：双胎妊娠并发症的诊治.中华围产医学杂志，2015，18（9）：641-647.

2. SLAGHEKKE F，KIST W J，OEPKES D，et al.Twin anemia-polycythemia sequence：diagnostic criteria，classification，perinatal management and outcome. Fetal Diagn Ther，2010，27（4）：181-190.

（尉建霞）

005 双胎妊娠阴道分娩 1 例

随着辅助生殖技术的发展，双胎妊娠的比例逐年上升。美国一项流行病学研究显示，从 1995 年到 2008 年双胎妊娠比例上升了36%。与单胎妊娠相比，双胎妊娠的母儿患病率明显增高，不同分娩方式对母儿结局的影响是否不同，如何对双胎妊娠的分娩方式进行个体化选择，一直是人们研究的热点问题。尽管曾有许多研究显示，双胎妊娠阴道分娩第二个胎儿的病死率明显提高，但 2013 年一项多中心大样本 RCT 研究显示，对于第一胎儿为头位的双胎妊娠，与计划阴道分娩相比，计划剖宫产并不能降低胎儿或新生儿的死亡率或严重疾病发生率。2014 年美国妇产科联盟（ACOG）和母胎医学中心（Society for Maternal-Fetal Medicine）达成共识，双胎妊娠第一胎儿为头位可以考虑阴道试产。2015 年中华医学会围产医学分会胎儿医学学组也制定了我国的双胎妊娠临床处理指南，并支持上述观点。

病历摘要

患者，女，32 岁，主因"停经 37$^+$周，入院待产"，门诊以"孕3 产 1，孕 37$^+$周，头位、臀位，双胎妊娠（双绒双羊）、IVF-ET 术后"收入院。

患者平素月经规律，5 ～ 6 天 /26 ～ 30 天，月经量中，无痛经，末次月经 2019-6-14，于 2019 年 7 月 1 日于北医三院行胚胎移植，植入 2 枚，存活 2 枚，预产期 2020 年 3 月 21 日。患者于停经 20 天查尿 hCG 阳性，早期无阴道出血，停经 12$^+$周 B 超提示双绒毛膜阳性，孕 4 个月自觉胎动至今，核对孕周无误，无创 DNA 低风险，孕中期

OGTT 4.81 mmol/L-9.85 mmol/L-5.84 mmol/L，孕期血糖、血压正常。患者要求阴道试产入院。既往体健，孕2产1，2007年侧切自娩一男婴，体重3750 g，2008年人工流产一次。

【入院查体】

生命体征平稳，体温36.2 ℃，脉搏76次/分，心、肺听诊未见异常，肝、脾肋下未触及，腹部膨隆，宫高42 cm，腹围110 cm，胎心150次/分、140次/分，偶有宫缩，头位、臀位，先露已衔接，估计胎儿体重2900 g、2400 g。宫颈评分6分，骨盆各径线正常。

【辅助检查】

实验室检查：血常规HGB 120 g/L，凝血未见异常。

影像学检查：B超（2020-2-28）示BPD 9.3 cm、8.4 cm，FL 6.7 cm、7.0 cm，AC 31.3 cm、31.4 cm，AFV 5.6 cm、5.5 cm；胎盘Ⅱ级、Ⅲ级，脐血流正常。

其他检查：胎心监护NST（＋）、NST（＋）。

【治疗】

入院后完善各项检查，孕38周未自然临产，宫颈评6分，给予缩宫素引产。3月10日14∶00临产，15∶00胎膜破，羊水清。3月11日0∶15分宫口开全。一程10时15分。宫口开全后，开放两条静脉，二程持续双胎胎心监护仪监护，超声定位，第一胎胎儿为LOA，脊柱位于孕妇腹部左侧，第二胎儿为臀位，右骶前（right sacro-anterior，RSA），单臀，胎儿脊柱位于孕妇腹部右侧。0∶58大男自娩顺利，评分好。立即固定第二胎儿为纵产式，再次超声确定第二胎儿为单臀，RSA。继续催产素加强宫缩，指导分娩。此时胎心监护提示延长减速，最低降至60次/分，持续1分钟不恢复，考虑胎儿窘迫（胎心型），请儿科医生到场准备心肺复苏，内诊发现胎胞突，未触及脐带搏动，行人工破膜，羊水清。1∶18 臀牵引娩出小女，后羊水清，予缩宫素 20 U 静脉滴注，1∶20 胎盘自然娩出，出血 300 mL，加快输液速度，子宫收缩差，轮廓不清，双合诊按摩子宫，给予欣母沛 250 μg 宫颈注射，宫缩好转。常规缝合裂伤的伤口。

【常见并发症】

1.新生儿窒息：双胎妊娠第二胎儿分娩过程中阴道助产、臀助产、臀牵引的可能性较前增加，因此新生儿窒息的风险增加。

2.产后出血：双胎妊娠因子宫张力大，继发子宫收缩乏力的风险较单胎增加，因此产后出血的风险明显增加。

3.脐带脱垂：双胎妊娠第一胎娩出后，宫腔压力骤减，有第二胎儿胎膜早破的可能，此时第二胎儿先露未入盆，非头位均有发生脐带脱垂的风险。

【预后】

双胎妊娠成功阴道分娩后，患者预后同正常阴道分娩，产后 2 小时注意排尿及子宫收缩情况，警惕尿潴留、产后出血等情况。产后 24 小时监测子宫复旧情况，警惕晚期产后出血。

【预防】

双胎妊娠第一胎为头位有阴道分娩的可能，但孕妇高龄、肥胖、孕期体重增长过多，或合并妊娠期并发症如高血压、糖尿病（尤其是血糖控制不理想、需要应用胰岛素者）等，会降低阴道分娩的成功率，因此孕期加强监测、积极预防相关合并症及并发症是非常重要的。

分析讨论

一、病例特点

本患者为经产妇，无头盆不称情况。有阴道分娩意愿。双卵双胎，两胎儿无畸形，第一胎儿为头位。孕期体重增长满意，第二胎儿体重小于第一胎儿。孕期无其他并发症。

二、诊疗思路

1.双胎妊娠的分娩方式应根据绒毛膜性、胎方位、孕产史、妊娠期合并症及并发症、子宫颈成熟度及胎儿宫内情况等综合判断，制订个体化的指导方案，目前没有足够证据支持剖宫产优于阴道分娩。

2.无并发症的单绒毛膜双羊膜囊双胎及双绒毛膜双羊膜囊双胎，第一胎儿为头先露的孕妇，在充分知情同意的基础上可以选择阴道试产。单绒毛膜单羊膜囊双胎建议行剖宫产终止妊娠。

3.在双胎分娩过程中，约20%发生第二胎儿胎位变化。因此，如果计划阴道试产，无论何种胎方位，产科医师均需做好阴道助产及第二胎儿剖宫产术的准备。双绒毛膜双胎、第一胎儿为头先露的孕妇应考虑阴道分娩。如第一胎儿为头先露，第二胎儿为非头位，第一胎儿阴道分娩后，第二胎儿需要阴道助产或剖宫产的风险较大。

4.双胎妊娠的阴道分娩应在二级或三级医院实施，并且由有丰富经验的产科医师及助产士共同观察产程，分娩时需新生儿科医师在场处理新生儿。产时应有能够同时监测双胎胎心的电子监护仪，严密观察胎心率的变化。另外，产房应具备床旁超声设备，临产后行超声检查评估每个胎儿的胎产式和先露。分娩过程中需做好急诊剖宫产及处理严重产后出血的准备工作。

该患者双卵双胎,无妊娠期并发症,第一胎儿为头位,有阴道分娩条件和意愿。孕 38 周未临产入院催产,根据宫颈评分情况,选择催产素引产。

三、双胎妊娠阴道分娩过程中注意事项

必须有接生过双胎妊娠的医生在场,并需有经验的助产士亲自观察产程;应具备同时监测双胎胎心的电子监护仪,严密观察胎心率变化;产房应具备超声设备,临产后用超声对每个胎儿的胎产式和先露做评估;建立有效的静脉通道,并备血;产科医师、麻醉医师和儿科医师共同合作;充分做好急诊手术的准备。

双胎妊娠经阴道分娩,临产后第一产程的处理,原则上与单胎妊娠无区别,关键是第二产程的处理。适时的人工破膜可加速产程进展,与单胎妊娠相比,由于子宫过度膨大,双胎妊娠分娩时第一产程要长,双胎活跃期宫颈扩张的平均速度为 1.7 cm/h,而单胎为 2.3 cm/h。

第一个胎儿娩出后应立即断脐,并钳紧胎盘侧的脐带,以防止第二个胎儿失血。第一个胎儿娩出后要立即腹部固定第二胎儿使其尽可能为纵产式,2.75% 的头先露第一胎儿娩出后,第二胎儿胎产式发生变化。先露异常会增加脐带脱垂的风险。胎头或胎臀已固定于骨盆腔内,胎心好,阴道检查无脐带先露者,则可行人工破膜,破膜后宫缩较弱,应静滴缩宫素加强宫缩。胎膜完整的臀先露或横位,可于宫缩间歇时由助手行外倒转术,矫正为头先露。如发现脐带脱垂、胎盘早剥及胎心率异常,应立即行阴道助娩,可以产钳助产或臀牵引,迅速娩出胎儿。如胎头高浮,为抢救胎儿,可行内倒转及臀牵引术,若短期内不能结束分娩,立即剖宫产。非纵产式第二胎儿需在超声指引下转成纵产式分娩,并做好急诊手术准备。

四、两个胎儿娩出间隔时间

一般在无干预的情况下，25% 左右的第二胎儿娩出时间为第一胎儿娩出后 20 分钟内，75% 在 20 ～ 60 分钟。若第一个胎儿娩出后立即着手进行手术娩出第二胎儿，会增加胎儿创伤性损伤，而相隔时间太长，宫口回缩，会导致难产。目前恰当的分娩间隔时间是有争议的，考虑到潜在的胎儿危害和缺氧，应在第一胎儿娩出后 30 分钟内娩出第二胎儿，但随着持续胎心监护的应用，也有学者认为只要有可靠的持续胎心监护，不存在明显的时间界限。

病例点评

依据中华医学会产科学组 2015 年发布的双胎妊娠指南，笔者对此双胎妊娠病例的分娩时机及分娩方式进行了慎重的选择。

因该患者为双卵双胎，无并发症，选择在 38 周未临产入院催引产，根据宫颈评分情况选择催产素引产。患者为经产妇，第一胎儿为头位，第二胎儿体重小于第一胎儿，且不存在头盆不称，有阴道分娩意愿及条件，建议阴道试产。

二程全程行胎心监护，第一胎儿成功娩出后，固定第二胎儿为纵产式，并超声监测胎方位，在胎心监护提示为胎儿窘迫时成功行臀牵引，顺利分娩。

三程后给予欣母沛促进宫缩，预防产后出血。

参考文献

1. 中华医学会围产医学分会胎儿医学组，中华医学会妇产科学分会产科学组 . 双胎妊娠临床处理指南（第一部分）：双胎妊娠的孕期监护及处理 . 中华围产医学杂志，2015，18（8）：561-567.

2. BARRETT J F, WILLAN A R, JOSEPH K S. Planned cesarean or vaginal delivery for twin pregnancy.N Engl J Med, 2014, 370 (3): 280.

3. 朱毓纯, 孙瑜, 杨慧霞. 双胎妊娠分娩时机和分娩方式的循证医学证据. 中华围产医学杂志, 2015, 18 (2): 145-147.

（申南）

006　妊娠期肝内胆汁淤积症 1 例

妊娠期肝内胆汁淤积症（intrahepatic cholestasis of pregnancy, ICP）是妊娠中晚期特有的并发症，发病有明显的地域和种族差异，智利、瑞典及我国长江流域等地发病率较高。据报道，美国的发病率是 0.01%～0.5%，西班牙是 5%，智利是 10%。

一、病因机制

病因尚不清楚，可能与女性激素、遗传、免疫及环境等因素有关。ICP 多发生在妊娠晚期、多胎妊娠者、有卵巢过度刺激病史及既往使用口服避孕药者，以上均为高雌激素水平状态。高雌激素水平可能与雌激素代谢异常及肝脏对妊娠期生理性增加的雌激素高敏感性有关。雌激素可导致胆汁酸代谢障碍；或使肝细胞膜中胆固醇与磷脂比例上升，胆汁流出受阻；或作用于肝细胞表面的雌激素受体，改变肝细胞蛋白质合成，导致胆汁回流增加。流行病学研究发现，ICP 发病率与季节有关，冬季高于夏季。此外，ICP 发病率也有显著的地域区别、家族聚集性和复发性，这些现象表明 ICP 可能与遗传和环境因素有一定关系。

二、高危因素

有慢性肝、胆基础疾病，如丙型肝炎、非乙醇性肝硬化、胆结石或胆囊炎、非乙醇性胰腺炎，以及有口服避孕药诱导的肝内胆汁淤积症病史者；有 ICP 家族史者；前次妊娠有 ICP 病史，再次妊娠的 ICP 复发率在 40%～70%；双胎妊娠孕妇 ICP 发病率较单胎妊娠显著升高，而 ICP 发病与多胎妊娠的关系仍需进一步研究并积累资料；人工授精妊娠的孕妇，ICP 发病危险度相对增加。

三、常见症状

瘙痒：无皮肤损伤的瘙痒是 ICP 的首发症状，70% 以上的患者在妊娠晚期出现，少数在妊娠中期出现。瘙痒程度不一，常呈持续性，白昼轻，夜间重。瘙痒一般始于手掌和脚掌，后向肢体近端延伸，甚至可发展至面部，瘙痒症状常出现在实验室检查结果异常之前，多于分娩后 1 ～ 2 天缓解。

黄疸：10% ～ 15% 患者出现轻度黄疸，多在瘙痒症状出现后 2 ～ 4 周发生，一般不随孕周的增加而加重，多数表现为轻度黄疸，分娩后 1 ～ 2 周内消退。

皮肤抓痕：ICP 不存在原发皮损，瘙痒皮肤出现条状抓痕，皮肤组织活检无异常发现。

其他：少数孕妇出现上腹部不适，恶心、呕吐、食欲缺乏、腹痛及轻度脂肪泻，但症状一般不明显或较轻，精神状况良好。

四、实验室检查

血清总胆汁酸（total bile acid，TBA）测定：是诊断 ICP 的最主要实验室证据，也是监测病情及治疗效果的重要指标。空腹 TBA ≥ 10 μmol/L 伴皮肤瘙痒是 ICP 诊断的主要依据。

肝功能测定：大多数 ICP 患者的 AST、ALT 轻至中度升高，为正常水平的 2 ～ 10 倍，一般不超过 1000 U/L，ALT 较 AST 更为敏感，部分患者谷氨酰转移酶（gamma-glutamyl transpeptidase，GGT）和胆红素水平升高，血清胆红素水平的升高以直接胆红素为主。分娩后肝功能多在 4 ～ 6 周恢复正常。

病毒学检查：诊断 ICP 应排除病毒感染，需检查肝炎病毒、EB 病毒 (Epstein-Barr virus，EBV) 及巨细胞病毒感染等。

肝脏超声：ICP 患者肝脏无特异性改变，但建议检查肝脏超声以排除肝、胆基础疾病。

五、重度 ICP 概念

轻度 ICP 血清总胆汁酸 10 ～ 39.9 μmol/L，主要症状为瘙痒，无其他明显症状。ICP 血清总胆汁酸 ≥ 40 μmol/L，症状严重伴其他情况（如多胎妊娠、妊娠期高血压疾病），复发性 ICP、既往有因 ICP 的死胎史或新生儿窒息死亡史等，满足以上任何一条即为重度。

病历摘要

患者，女，26 岁，孕 1 产 0，主因"停经 32$^+$ 周，皮肤瘙痒 2 天"入院。

平素月经规律，无误。停经 6$^+$ 周超声提示宫内早孕双活胎（单绒毛膜性）。孕 12$^+$ 周颈部透明层（nuchal translucency，NT）超声未见异常，孕 13 周 NIPT 低风险。孕 22$^+$ 周筛畸超声提示胎儿结构未见异常，孕 25$^+$ 周糖耐量结果未见异常，孕 31 周曾因"不规律腹紧"入院，给予促肺及保胎治疗，5 天后出院。2 天前无明显诱因开始出现四肢及后背皮肤瘙痒，无皮肤、黏膜黄染及皮疹，无恶心、呕吐、腹泻、上腹部不适。自觉胎动如常，无腹痛，无阴道流血、流液等不适。急诊急查生化提示 TBA 10.3 μmol/L，AST 34.6 U/L，遂急诊以"孕 1 产 0，孕 32$^+$ 周，头位、头位，双胎妊娠，妊娠期肝内胆汁淤积症"收入院。

既往体健，否认手术史及药敏史。

【入院查体】

体温 36.9 ℃，脉搏 80 次 / 分，血压 120/70 mmHg，一般情况好，

皮肤无黄染，心、肺听诊未见异常，肝、脾触诊不满意，腱反射对称存在，四肢活动自如，无水肿。宫高 33 cm，腹围 96 cm，羊水量中，无宫缩，子宫放松好。

专科检查：头位、头位，胎心 140 次 / 分、145 次 / 分，胎先露浮。估计胎儿大小 1350 g、1400 g，阴道检查宫颈未消，宫口未开。骨盆测量见骨盆出口坐骨结节间径 TO=8.0 cm，耻骨弓 90°，骨盆侧壁不聚，骶凹形态好，尾骨不翘。

【辅助检查】

实验室检查：3 月 21 日生化示 TBA 10.3 μmol/L，AST 34.6 U/L。血常规示 WBC 8.39×10^9/L，HGB 129 g/L，中性粒细胞百分比（neutrophil percentage，NE）64.3%，PLT 164×10^9/L。凝血五项：FIB 4.73 g/L，PT 11.7 s，TT 16.3 s，APTT 25.9 s，D- 二聚体 2.23 mg/L。3 月 22 日 9：00 生化示 TBA 69.6 μmol/L，ALT 57 U/L，AST 45.3 U/L，GGT 82 U/L；14：00 生化示 TBA 139.6 μmol/L，ALT 64.9 U/L，AST 52 U/L，GGT 79 U/L。3 月 23 日生化示 TBA 70.1 μmol/L，ALT 82.4 U/L，AST 62.2 U/L，GGT 77 U/L。3 月 24 日（术 1）生化示 TBA 35.1 μmol/L，ALT 106.9 U/L，AST 86.1 U/L，GGT 61 U/L。3 月 26 日（术 3）生化示 TBA 4.4 μmol/L，ALT 288.6 U/L，AST 204 U/L，GGT 55 U/L。3 月 27 日（术 4）生化示 TBA 3.0 μmol/L，ALT 261.5 U/L，AST 135.3 U/L，GGT 49 U/L。4 月 5 日（术 13）生化示 TBA < 1.0 μmol/L，ALT 22.6 U/L，AST 21.5 U/L，GGT 29 U/L。

影像学检查：3 月 16 日超声示一胎（左）头位，二胎（右）头位；两胎儿间可见羊膜囊分隔；BPD 7.8 cm、7.1 cm，HC 27.8 cm、26.0 cm，AC 24.8 cm、25.1 cm，FL 5.4 cm、5.7 cm，AFV 5.0 cm、4.2 cm；一胎脐动脉 S/D 2.52、PI 0.91、阻力指数（resistance index，

71

RI）0.60，二胎脐动脉 S/D 2.07、PI 0.95、RI 0.52；胎盘位于前壁。宫颈长 1.4 cm，内口呈闭合状。3 月 21 日超声示一胎（左）头位，二胎（右）头位；AFV 4.5 cm、4.6 cm；一胎脐动脉 S/D 2.44、PI 0.87、RI 0.59，二胎脐动脉 S/D 2.29、PI 0.75、RI 0.56。宫颈长约 1.7 cm，内口呈闭合状。3 月 23 日肝、胆、胰、脾、双肾超声示肝脏大小形态正常，肝被膜光滑，肝右叶见囊性回声，直径 0.7 cm，余肝内回声均匀，管道系统清晰；胆囊大小正常，壁光，内透声好，肝外胆管无扩张；胰腺显示不清，脾不大，回声均匀；双肾大小正常，皮质均匀，集合系统清晰。3 月 27 日肝、胆、胰、脾、双肾超声未见明显异常。

【治疗】

ICP 治疗目标是缓解瘙痒症状，改善肝功能，降低血清胆汁酸水平，延长孕周，改善妊娠结局。

1. 一般处理。休息差者夜间可给予镇静药物。每 1 ～ 2 周复查肝功能及胆汁酸水平，了解病情及治疗反应。

2. 胎儿监测。建议通过胎动、电子胎心监护及超声检查等密切监测胎儿情况。胎动是评估胎儿宫内状态最简便的方法，胎动减少、消失是胎儿宫内缺氧的危险信号，应立即会诊。孕 32 周起可每周检查 NST。测定胎儿脐动脉血流收缩期与舒张期比值（S/D 值）对预测围产儿预后有一定的意义。胎心监护不确定时可行超声生物物理评分。产科超声也用于评估胎儿生长及羊水情况。

3. 降胆酸治疗。熊去氧胆酸为 ICP 治疗的一线药物，常用剂量为每日 1 g/（kg·d）或 15 mg/（kg·d）分 3 ～ 4 次口服。治疗期间根据病情每 1 ～ 2 周检查一次肝功能，监测指标变化。S- 腺苷蛋氨酸为 ICP 临床二线用药或联合治疗药物，可口服或静脉用药，静脉注射每日 1 g，疗程 12 ～ 14 天；或口服 500 mg，每日 2 次。

4. 辅助治疗。促胎肺成熟：地塞米松可用于有早产风险的患者。改善瘙痒症状：炉甘石液、薄荷类、抗组胺药物对瘙痒有缓解作用。预防产后出血：当伴发明显的脂肪泻或凝血酶原时间延长时，可补充维生素 K，每日 5 ～ 10 mg，口服或肌内注射。

5. 产科处理。ICP 孕妇会突发不可预测的胎死宫内，因此选择最佳的分娩方式和时机，获得良好的围产结局是对 ICP 孕期管理的最终目的。关于 ICP 终止妊娠的时机需考虑孕周、病情严重程度及治疗效果等综合评估。产前孕妇血清总胆汁酸≥ 40 μmol/L 是预测不良围产儿结局的良好指标，对于早期发病、病程较长的重度 ICP，期待治疗的时间不宜过久。轻度 ICP 患者终止妊娠的时机在孕 38 ～ 39 周左右；重度患者在孕 34 ～ 37 周，但需结合患者的治疗效果、胎儿状况及是否有其他并发症等综合评估。轻度 ICP、无产科和其他剖宫产指征、孕周＜ 40 周者，可考虑阴道试产，产程中需要密切监测宫缩及胎心情况，做好新生儿复苏准备，可疑胎儿窘迫时应适当放宽剖宫产指征。重度 ICP、既往有 ICP 病史并存在与之相关的死胎、死产及新生儿窒息或死亡病史；高度怀疑胎儿窘迫或存在其他阴道分娩禁忌证者，应选择剖宫产结束妊娠。

该病例入院当日（3 月 21 日）行胎心监护 NST（＋）、NST（＋），给予炉甘石洗液外用。3 月 22 日晨复查生化全项、血常规及凝血功能，TBA 升高至 69.6 μmol/L，给予 S- 腺苷蛋氨酸（思美泰）0.5 g 静脉滴注，葡醛内酯 0.399 g/d 静脉滴注。3 月 22 日胎心监护 NST（＋）、NST（＋），3 月 22 日下午复查 TBA 升高至 139.6 μmol/L，ALT 64.9 U/L，AST 52 U/L，GGT 79 U/L。复查胎心监护 NST（＋）、NST（＋）。

3 月 23 日胎动正常，不规律下腹紧缩感，查体见后背散在皮疹，

笔记

73

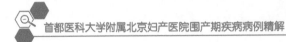

子宫放松好，可及不规律宫缩，强度弱，胎心监护NST（＋）、NST（＋），再次复查生化示 TBA 70.1 μmol/L，ALT 82.4 U/L，AST 62.2 U/L，GGT 77 U/L。患者已完成促肺成熟治疗，因双胎、重度 ICP 行急诊剖宫产，于3月23日10：33剖宫产娩大男、小男，出生体重1570 g、1540 g，阿氏评分为9（肤色减1分）-10-10，术中出血400 mL。新生儿因早产转儿科病房。

术后给予头孢美唑钠1.0 g，每日2次抗感染，继续静脉滴注思美泰2日、葡醛内酯1日，3月25日停抗生素。3月26日因转氨酶仍持续异常，请内科会诊后加用双环醇50 mg，每日3次口服。3月27日总胆汁酸降至正常，嘱患者出院，出院后继续口服双环醇，1周后内科门诊复查。

【常见并发症】

1. 母体并发症。产后出血：当 ICP 患者伴有明显脂肪泻时，脂溶性维生素 K 的吸收减少，可导致产后出血。应严密监测凝血功能的变化，必要时补充维生素 K，产后积极给予促宫缩等止血治疗，可预防或减少产后出血。羊水粪染：据报道，未经治疗的 ICP 患者，特别是重症 ICP 患者，羊水粪染发生概率为45%。自发性早产：未经治疗的 ICP 患者自发性早产的发生率为15%左右，发生孕周多为32～36周。

2. 胎儿并发症。胎儿窘迫：重症 ICP 患者中，胎心监护异常可达5%～15%。胎死宫内及死胎：死胎大多发生在孕37周或以后，胎儿死亡原因尚不清楚，可能与胆酸盐对胎儿心肌损害有关。

【预后】

孕妇预后多良好，皮肤瘙痒在分娩24～48小时后消失，肝功能4～6周可恢复正常。因 ICP 孕妇会发生无任何临床先兆的胎儿死亡，因此选择最佳的分娩方式和时机、获得良好的围产结局是对ICP孕期管理的最终目的。

分析讨论

一、病例特点

双胎妊娠，孕32周，皮肤瘙痒2天入院。瘙痒以四肢及后背部皮肤为主，无皮肤黄染、皮疹、消化道症状。血压正常，皮肤无黄染及出血点，未见明显皮疹，子宫放松好，未及宫缩，宫高33 cm，腹围96 cm，羊水量中，双头位，胎心140次/分、154次/分，胎先露浮，宫颈未消，宫口未开。

辅助检查：入院当日生化示 TBA 10.3 μmol/L，AST 34.6 U/L。血常规、凝血五项大致正常。次日9：00生化示 TBA 69.6 μmol/L，ALT 57 U/L，AST 45.3 U/L，GGT 82 U/L。14：00生化示 TBA 139.6 μmol/L，ALT 64.9 U/L，AST 52 U/L，GGT 79 U/L。提示 TBA 进行性升高，转氨酶也有升高趋势。

二、诊疗思路

1.诊断方面：患者具备ICP的高危因素，双胎妊娠；症状典型，表现为皮肤瘙痒，瘙痒以四肢及后背部皮肤为主；查体未见明显皮疹，可与药疹及湿疹鉴别；辅助检查提示 TBA 较正常值升高，肝、胆超声除外肝、胆既往基础疾病。均支持该病例重度ICP的诊断。

2.治疗方面：加强胎儿监护，行胎心监护检查，产科超声监测羊水量及脐血流。给予 S-腺苷蛋氨酸 0.5 g/d 静脉滴注降胆酸，葡醛内酯 0.399 g/d 静脉滴注保肝。入院1周前已予地塞米松肌内注射促胎肺成熟治疗，本次入院未给予二次促肺成熟治疗。辅助治疗：给

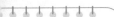 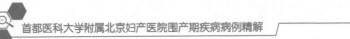

予炉甘石洗液外用止痒。产科处理：入院后监测 TBA 进行性升高，并出现不规律宫缩，孕妇系单绒双胎，已完成促肺，故在入院第三日行剖宫产。

三、鉴别诊断

1. 妊娠痒疹：孕期较为常见，表现为起于腹部、乳房、手脚背粟粒大小的丘疹，周围有亮红色晕，伴明显搔痒，搔抓后有一层黄色痂皮。产后即消失，也可持续数月。发病时间较早，可于孕早中期即开始瘙痒。血清胆汁酸正常。

2. 妊娠合并病毒性肝炎：孕期任何时间均可发病，患者一般情况较差，黄疸较重，瘙痒症状轻或没有瘙痒症状，多数伴有明显的消化道症状，生化检查提示胆汁酸正常，转氨酶、胆红素显著升高，肝炎病毒标志物阳性，症状与分娩结束与否关系不大。

3. 药物引起的皮疹：药物过敏出现皮疹、接触性皮炎、剥脱性皮炎等过敏性反应，常伴瘙痒、黄疸。其皮疹类型多样，可见斑疹、丘疹、疱疹，甚至大疱等。引起药疹的药物有磺胺类、抗结核药、青霉素类、解热镇痛药、阿托品等。根据用药史及皮损可诊断。

4. 湿疹：是妊娠期较常见的一种皮肤病，其病程较长，经久不愈。病变可位于头皮、手足局部，也可漫布于腹部及四肢，奇痒难忍，长期搔抓可致皮肤色素减退，新旧皮损可并存。孕妇多为过敏体质，既往可有湿疹病史。血清胆汁酸正常。

5. 梗阻性黄疸：患者有长期黄疸及皮肤瘙痒史，并非孕期特发。黄疸较深，瘙痒处可有色素沉着，患者既往有胆结石、肝硬化病史。肝、胆、胰、脾超声可有肝脏原发病、胆道结石、胆管扩张等异常发现。

病例点评

1.此患者双胎妊娠，属于高危因素之一，临床表现及实验室指标均支持诊断 ICP，诊断明确。入院次日复查 TBA 迅速升高，考虑积极给予药物治疗，有文献报道熊去氧胆酸和 S- 腺苷蛋氨酸联用降胆酸效果更理想，故药物治疗方面建议联用熊去氧胆酸和 S- 腺苷蛋氨酸。如再次妊娠，ICP 复发率在 40% ～ 70%。

2.ICP 孕妇会发生无任何临床先兆的胎儿死亡，因此加强胎儿宫内监测非常必要。胎心监护是重要手段。

3.分娩方式：患者系双胎，孕 32 周宫颈不成熟，起病急、进展快。无短期内阴道分娩条件，选择剖宫产结束妊娠。

4.分娩时机：患者已孕 32 周，促肺成熟已结束，血生化提示 TBA 迅速升高后无明显下降，因出现不规则宫缩，考虑继续妊娠胎死宫内风险太大，积极治疗同时适时终止妊娠。

参考文献

1. 贺晶,杨慧霞,段涛,等.妊娠期肝内胆汁淤积症诊疗指南(2015).中华妇产科杂志，
   2015，50（7）：481-485.

（石俊霞）

007 妊娠期急性脂肪肝 1 例

妊娠期急性脂肪肝（acute fatty liver of pregnancy，AFLP）是妊娠期最常见的导致急性肝衰竭的疾病，发病率低，约 1/10 000，多发生于妊娠晚期，以明显的消化道症状、肝功能异常和凝血功能障碍为主要特征，起病急、病情重、进展快，严重危及母体及围产儿生命。初产妇、多胎妊娠及男性胎儿的孕妇发生风险增加。

病历摘要

患者，女，28 岁。主因"停经 36$^+$ 周，发现胎心监护异常 2 小时"于 2014 年 12 月 17 日急诊入院。

患者平素月经规律，6 天 /30 天，量中，无痛经。因原发不孕于我院行 IVF-ET 术，于 2014 年 4 月 24 日移植 2 枚胚胎，故推算末次月经为 2014 年 4 月 9 日，预产期为 2015 年 1 月 16 日。患者于 2014 年 5 月 27 日 B 超提示宫内妊娠双活胎（双绒毛膜性可能），超声孕周提示均为 12 周 6 天。根据病史及超声检查，核对孕周无误。患者孕期平顺，孕期、产前筛查低风险，血糖、血压正常，OGTT 正常。2014 年 12 月 3 日常规检查时发现血清总胆汁酸 13.30 μmol/L，无恶心、呕吐、发热、腹痛等症状。2014 年 12 月 17 日正常产检胎心监护提示 NST（＋）、NST（±），门诊以"孕 1 产 0，孕 36 周，臀位、头位，双胎妊娠，ICP，IVF-ET 术后，胎心监护异常"收入院。

【入院查体】

血压 130/85 mmHg，脉搏 90 次 / 分，血氧饱和度 100%，无黄染，神清语明，查体合作。心、肺听诊未见异常，肝区无压痛，宫高

40 cm，腹围 110 cm，子宫放松好，未及宫缩，阴道无流血、排液。

【辅助检查】

实验室检查：12 月 3 日生化全项示 ALT 39 IU/L、AST 45 IU/L、ALB 26.7 g/L、TBIL 13.90 μmol/L、LDH 171 IU/L、TBA 13.3 μmol/L；UA 418 μmol/L，CRE 71 μmol/L。入院后血常规大致正常，凝血五项提示 FIB 1.77 g/L；D- 二聚体 9079 ng/mL；生化全项回报 ALT 315 IU/L，AST 362 IU/L，ALB 22.1 g/L，TBIL 19.60 μmol/L，LDH 297 IU/L，TBA 52.90 μmol/L，UA 459 μmol/L，CRE 115 μmol/L，血糖正常；尿常规大致正常。根据检查结果转氨酶异常升高、胆红素异常、肌酐升高、纤维蛋白原下降，修正临床诊断为妊娠期急性脂肪肝。

影像学检查：超声提示两胎儿均小于相应孕周，羊水量及脐血流未见明显异常。肝、胆、脾 B 超未见明显异常。

其他检查：入院后复查胎心监护提示 NST（＋）、NST（±）。

【治疗】

患者双胎妊娠，目前已满 36 周，目前考虑妊娠期急性脂肪肝、胎心监护一胎反应差，宜立即终止妊娠。向患者及家属交代病情及相关风险后，家属表示理解，签署手术同意书。12 月 18 日 9：00 术前预防产后出血，充分准备。联系血库携带 B 型 Rh 阳性血浆 400 mL 入手术室，联系手术室备强效缩宫素，联系麻醉科行深静脉穿刺。9：10 入麻醉恢复室行深静脉穿刺。9：58 入手术室，胎心 140 次 / 分、130 次 / 分，血压 130/85 mmHg，脉搏 90 次 / 分，血氧饱和度 100%。10：10 麻醉开始，开放两条静脉通路，请新生儿科医生到场做好新生儿复苏的准备。10：25 手术开始，同时开始静脉滴注血浆。10：27 娩出一大男活婴，羊水Ⅲ度，生后评分好，10：28 娩出一小男活婴，羊水Ⅲ度，生后 1 分钟评分 9 分（肤色减 1 分），5 分钟、

10 分钟评分好。10：29 胎盘自然娩出，娩出后立即给予欣母沛 250 μg
子宫肌内注射加强宫缩。10：35 血压 110/80 mmHg，脉搏 90 次 / 分，
血氧饱和度 100%，宫缩欠佳，给予卡贝缩宫素 100 μg 入壶加强
宫缩，10：45 给予第二支欣母沛子宫肌层注射加强宫缩。10：50
子宫缝合完毕，留置腹腔引流。11：10 手术完毕，血压 130/83 mmHg，
脉搏 90 次 / 分，血氧饱和度 100%，术中出血 600 mL，尿量 100 mL，
输入晶体 500 mL、胶体 500 mL、血浆 400 mL，安返病房。继续给
予保肝、降胆汁酸、抗感染、止血、补液治疗，并监测每小时尿量
及腹腔引流量。回室后复查血常规正常，凝血五项 FIB 1.67 g/L，D-
二聚体 7569 ng/mL；生化全项回报 ALT 251 IU/L，AST 286 IU/L，
ALB 23.4 g/L，TBIL 33.60 μmol/L，LDH 382 IU/L，TBA 34.7 μmol/L，
CRE 117 μmol/L；每小时尿量 200 mL。术后 24 小时拔除腹腔引流管，
每日监测生化及凝血五项逐渐转至正常。于 12 月 24 日出院。

【出院诊断】

孕 1 产 1，孕 36$^+$ 周，LSA/LOA 剖宫产，妊娠期急性脂肪肝，
双胎妊娠（双卵双胎）产后出血（600 mL），双胎选择性生长受限，
胎儿窘迫（羊水型），胎儿生长受限（大男），低出生体重儿（大男），
早产，IVF-ET 术后。

【常见并发症】

1. 产后出血、弥散性血管内凝血（disseminated intravascular
coagulation，DIC）。肝脏是凝血因子的合成场所，随着肝功能的下降，
凝血因子合成减少，凝血功能出现障碍，凝血酶原时间及活化部分凝
血活酶时间延长，纤维蛋白原降低，因此产后出血概率明显升高，且
因该患者产前凝血功能已经出现异常，因此继发 DIC 的可能性极大。

2. 肝、肾衰竭。AFLP 的主要病变特点是肝细胞在短时间内发生

脂肪变性，肝功能严重受损，并常伴有肾脏系统损害，严重时会出现肝、肾衰竭。

3. 肝性脑病。氨主要经肝脏代谢转化，肝衰竭时血氨升高，严重时会继发肝性脑病。

【预后】

AFLP 产妇预后：最近研究显示，随着对 AFLP 认识的加深，AFLP 全球死亡率降至 10%。AFLP 患者经积极治疗后病情可迅速好转，如产后无少尿过程，肾功能恢复较快，肌酐等在产后 3 天开始下降，7 天左右恢复正常，胆红素产后 7 天也开始下降，这反映出凝血功能的各项指标多于产后 4 ～ 12 天恢复正常。但产后白蛋白继续下降，于产后 7 天左右开始回升，约于产后 18 天左右恢复至正常值。患者肝脏为可逆性改变，一般于产后 4 周左右可恢复正常，在及时终止妊娠的情况下，肝脏组织学改变在 5 周内逐渐恢复正常。

AFLP 胎儿预后：尽管在产妇死亡率方面取得了进展，但胎儿死亡率仍然很高。AFLP 胎儿可能存在脂肪酸代谢障碍，该异常主要由长链 3- 羟酰辅酶 A 脱氢酶（long-chain 3-hydroxyacyl-coenzyme a dehydrogenase，LCHAD）缺乏引起。产后有条件应对 AFLP 新生儿进行基因筛查。LCHAD 缺陷患儿脂肪酸代谢异常在婴儿期不会立即表现出来，摄入含长链脂肪酸食物才引发症状，故患儿婴儿期护理非常重要。LCHAD 缺陷的儿童未经治疗死亡率为 75% ～ 90%。

【预防】

AFLP 集中筛查的时间建议从妊娠 34 周以后开始，白细胞总数、肝功能联合凝血功能测定可作为门诊筛查的一线指标和方案；消化道症状、肾功能、腹部超声检查推荐作为门诊筛查的二线指标及方案；低血糖、高血氨和肝性脑病可作为病情评估的指标。

分析讨论

一、病例特点

患者为双胎初产孕晚期女性,具有妊娠期急性脂肪肝的高危因素。孕35周发现胆汁酸升高,虽然无恶心、呕吐等消化道症状,但入院后完善实验室检查发现转氨酶进一步升高、肾功能受损同时伴有凝血功能异常。胎儿小于相应孕周,同时出现一胎儿胎心监护异常。

二、诊疗思路

AFLP是妊娠期特发疾病,起病急,病情重,进展迅速,迄今为止,尚无产前恢复的报道,诊断不及时可危及母胎生命。因此在确立诊断的同时,应选择最佳治疗时机实施产科处理,在尚未发生严重肝功能障碍为主的多器官功能衰竭前及早终止妊娠,并给予最大限度的支持治疗与对症处理,提高母儿生存率。因此快速终止妊娠和支持治疗是最主要的治疗措施。

分娩方式的选择对母儿预后至关重要。关于AFLP患者以何种方式终止妊娠目前国内外尚无统一结论。多数学者认为,虽然阴道分娩和剖宫产短期内均可加重心、肝、肾等脏器的负担,但阴道分娩的AFLP患者产后病情加重迅猛,在凝血功能障碍的基础上易发生产后宫缩乏力,引起难以控制的产后出血。病情严重时胎儿已处于宫内缺氧状态,耐受产道挤压能力下降,可出现胎儿窘迫、死胎、死产等。死胎可加速DIC发生,使治疗处于被动,导致抢救失败。多数学者认为,数小时内不能经阴道分娩者宜采用剖宫产术结束妊娠。剖宫产虽不能完全预防产后出血,但较阴道分娩更为积极主动,对于有出血倾向或DIC严重危及生命者应立即切除子宫,可以减少肝功能的进一步损伤,缩短肝功能恢复时间,提高患者存活率。无论选择阴道分娩或剖宫产,均应先给予血小板、新鲜冰冻血浆、冷沉淀或纤维蛋白原，纠正凝血功能障碍，保障分娩安全。由于多数AFLP 患者会在产时、产后出现严重的肝、肾衰竭，DIC，肝性脑病，故综合治疗是抢救成功的关键。

三、鉴别诊断

强调早期诊断和识别轻型病例，是近年 AFLP 最重要的研究进展之一。国外 Reyes 等报道，AFLP 发病至分娩在 1 周内的患者存活率为 100%，而 2 周以上者 1/3 为疾病晚期，30% 在分娩当天或次日即死亡。但 AFLP 因无特殊临床表现及特异性诊断措施，不易早期发现及诊断，出现典型脂肪肝表现时，多已发生严重肝肾功能损害、凝血功能障碍及多器官功能衰竭，丧失最佳治疗时机。本病应与以下疾病相鉴别。

1. HELLP 综合征：发病率为 0.1% ～ 0.6%，较 AFLP 常见，多数病例在妊娠 28 ～ 36 周得到诊断。其临床特征与 AFLP 在某些方面有重叠，临床难以区分，如多数患者主诉右上腹部、剑突下不适或疼痛，伴恶心、呕吐、乏力，血清转氨酶、胆红素、尿酸升高。但是有黄疸表现者却不足 5%。HELLP 综合征是妊娠期高血压疾病发展到比较严重阶段的并发症之一，大约 85% 的患者可出现轻至中度的高血压和蛋白尿。HELLP 综合征的诊断主要依据实验室异常指标，如微血管性溶血性贫血，血涂片示特征性分裂红细胞、血清结合珠蛋白降低，LDH ＞ 600 U/L；总胆红素＞ 20.52 μmol/L，AST ＞ 70 U/L；血小板计数＜ 100×10^9/L。临床中 HELLP 较少发生 DIC，凝血酶原时间、部分凝血酶时间及纤维蛋白原测定多在正常范围内。患者不存在低血糖症状，肝脏病理检查提示非特异性炎症反应。而AFLP 肝脏损害程度则较 HELLP 综合征显著，以低血糖和明显的凝血功能障碍为主。

2. 急性重型肝炎：发病时各种病毒性肝炎血清标志物阳性，血清转氨酶明显升高（＞ 1000 U/L），白细胞多正常，低血糖较少见，

笔记

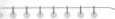

尿三胆（尿胆素原、尿胆素和尿胆红素）阳性，肝昏迷较明显，体格检查和影像学检查多有肝脏缩小表现，肝组织病理学检查提示肝细胞广泛坏死。在临床中当 AFLP 与急性重型肝炎不能鉴别时亦应终止妊娠，因结束分娩可改善前者的预后而并不使后者的病情恶化。

3. ICP：ICP 多发生在妊娠中晚期，皮肤瘙痒，以胆汁酸升高为主，肝功能大多正常或轻度升高，早产发生率高，对胎儿预后有不良影响，然而母亲预后多良好，分娩后胆汁酸和血清转氨酶可迅速恢复。

病例点评

1. 该患者为双胎、孕 35 周患者，虽然没有黄疸、恶心、呕吐等临床表现，但实验室检查非常符合妊娠期急性脂肪肝（转氨酶升高、肾功能不全、凝血功能异常）诊断。

2. 在做出初步诊断后，因双胎妊娠且一胎儿胎心监护异常宜立即行剖宫产终止妊娠。手术前充分准备凝血物质及血浆，给予支持治疗。术中积极促进宫缩，预防产后出血。考虑到妊娠期急性脂肪肝的疾病特点，术中保留腹腔引流，预防术后病情加重。术后继续保肝对症治疗，并监测肝、肾功能变化。整个病例经快速鉴别诊断后明确诊断，处理原则正确、处理流程顺畅，预后良好。

参考文献

1. 陶红，李宝来. 妊娠期急性脂肪肝. 临床普外科电子杂志，2019，7（1）：33-37.

2. LIU J，GHAZIANI T T，WOLF J L. Acute fatty liver disease of pregnancy：updates in pathogenesis，diagnosis，and management. Am J Gastroenterol，2017，112（6）：838-846.

（申南）

008　胎母输血综合征 1 例

胎母输血（fetomaternal hemorrhage，FMH）是指胎盘屏障破坏导致红细胞穿越胎盘进行双向运输，可导致胎儿贫血、失血、缺氧及胎死宫内。FMH 可能自发发生或由创伤引起，自发性 FMH 定义为无既往创伤病史和无胎盘剥离的临床 / 组织病理学证据的出血，有研究显示，82% 的病例无法确定病因，这提示 FMH 大部分是自发的。胎盘界面的创伤性损伤通常由有创性诊断性操作（如羊膜穿刺术、绒毛膜绒毛活检或胎儿镜检查）或者腹部钝挫伤（如外部胎头倒转、机动车辆碰撞、跌倒）造成。

据估计，每 200 ～ 300 次分娩中约发生 1 次超过 20 ～ 30 mL 的 FMH。此外，约 1000 次分娩中发生 1 次超过 80 mL 的 FMH，约 5000 次分娩中发生 1 次超过 150 mL 的 FMH。

最常见的产前表现是胎动减少或消失。这种情况下常行胎心监护来评估胎儿，并且该监测可能显示正弦波形胎心率、复发性晚期减速或胎儿心动过速。随着时间的推移，慢性 FMH 可以导致持续性胎儿贫血及胎儿水肿。大量慢性 FMH 的晚期征象为胎动减少、正弦波形胎心率及胎儿水肿三联征。

常用辅助检查：① Kleihauer-Betke 测定基于对血红蛋白 F（主要的胎儿血红蛋白）的识别。然而，成人红细胞可能也含有血红蛋白 F（称为 F 细胞）。F 细胞可使检测高估母体血液中的 FMH 量。该检测需采集母体循环中的红细胞并固定于玻片上，然后置于 pH 值为酸性的溶液中。因为血红蛋白 A 在低 pH 环境下为可溶性的且可穿过膜缺损被洗脱，所以成人红细胞变成"鬼影"细胞。而血红蛋白 F 在此 pH 值范围中是稳定的，所以胎儿红细胞显示仍为粉红色，以此计算出母体细胞中胎儿红细胞的比例。正常时应少于 3%。母体循环中胎儿总血量（mL）的计算公式为：胎儿红细胞 % ×[母血细胞比容（%）/ 胎儿血细胞比容（%）]× 母血容量（mL）。②通过多普勒超声测量大脑中动脉（middle cerebral artery，MCA）的收缩峰流速（peak systolic velocity，PSV）来无创诊断胎儿贫血。MCA-PSV 值大于等于 1.5 MoM 与胎儿中至重度贫血强烈相关。

病历摘要

患者，女，33 岁，主因"停经 36+ 周，自觉胎动减少 1 天"于 2016 年 9 月 11 入院。

平素月经规律，4 ～ 5 天 /28 天，LMP 2016-1-1，EDC 2016-10-8。停经 30+ 天查尿 hCG（＋），早期无阴道出血，核对孕周无误，孕期血糖、血压正常，孕 32+ 周劳累后出现下腹痛，伴胎动频，因先兆早产，入院保胎、促肺治疗，现孕 36+ 周，因自觉胎动少 1 天，急诊行胎心监护提示 NST（－），部分可疑正弦波形，于 9 月 11 日收入院。

既往无孕产史，2005 年出现自发性右侧气胸，行胸腔镜手术，现偶有憋气感，能自行缓解。2009 年行双侧隆胸手术。否认高血压、糖尿病、心脏病、肝肾疾病病史，否认传染病史，否认外伤史，否认输血史，否认药物过敏史。

【入院查体】

生命体征平稳，心、肺听诊未闻及异常，腹膨隆，宫高 30 cm，腹围 100 cm，胎心 140 次 / 分，LOA，胎先露浅定，估计胎儿 2600 g，下肢水肿（－）。外阴已婚型，阴道通畅，宫颈居中，未消，宫口未开，骨盆各径线正常。

【辅助检查】

实验室检查：Kleihauer-Betke（KB）试验检测未见。血尿常规、凝血五项结果大致正常。

影像学检查：8 月 30 日 B 超示 BPD 9.4 cm，FL 6.8 cm，AC 31.4 cm，AFI 8 cm。9 月 11 日 B 超示 AFI 9.3 cm，胎盘位于前壁。

其他检查：胎心监护示基线 140 次 / 分，变异窄幅，NST（－），可疑正弦波（图 8-1）。

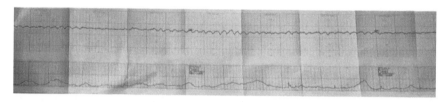

图 8-1 胎心监护

【入院诊断】

孕 1 产 0，孕 36⁺ 周，LOA；胎心监护异常；气胸手术史；隆胸术史。

【治疗】

左侧卧位，吸氧，自计胎动，复查胎心监护（图 8-2）。估计胎儿大小符合孕周，胎儿体重约 2600 g，骨盆各径线正常，产力好，可阴道分娩。复查胎心监护仍为 NST（－），伴部分正弦波形，KB 检测（－），结合孕妇胎动少，考虑已 36⁺ 周，行 OCT 试验进一步判断胎儿宫内情况。12：25 OCT（－）。

孕妇仍主诉胎动少，复查胎心监护正弦波形，KB 0.1%。行 B 超检查示胎儿大脑中动脉 PSV 133.6 cm/s，羊水指数 4.5 cm，考虑胎母输血综合征，羊水过少，短期不能阴道分娩，立即行剖宫产终止妊娠。术中顺利娩一男婴，体重 2890 g，评分 9-9-9，1 分钟、5 分钟、10 分钟评分均因肤色各减 1 分。胎儿娩出后肤色苍白，行脐血血气分析示血红蛋白 4.4 g/L；查脐血血常规示血红蛋白 51 g/L，红细胞压积 15.9%；转 NICU，新生儿给予输血等对症治疗后，预后良好出院。

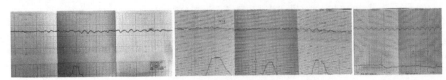

图 8-2 复查胎心监护

【常见并发症】

1. 对母亲的影响：如输血量少则母亲无明显临床症状，如量较多，且母儿血型不同则母亲会有类似输血反应的表现，如寒战发热。母儿血型不合，胎儿红细胞抗原进入母体可刺激母体产生相应的抗体。如 Rh 阴性母亲怀有 Rh 阳性胎儿，若为第一胎，在胎儿红细胞大量或少量多次进入母体的情况下，需要 2 个月至 6 个月的时间才能发生初次免疫反应。且产生的抗体为 IgM，不能通过胎盘，所以第一次妊娠一般不引起 Rh 血型不合溶血症，除非孕妇在怀孕前曾输过 Rh 阳性血液。再次妊娠时仅 0.5 mL 胎儿红细胞进入母体即可引起次发免疫，产生抗 D 抗体，胎儿、新生儿可受累。如为 ABO 血型不合时，胎儿红细胞进入母体即可被母体内抗体破坏，因此胎儿红细胞检出率低，Kleihauer-Betke 法可以检测出胎儿红细胞比例下降。

2. 对胎儿的影响：与胎母输血量及次数有关，如一次大量的输血胎儿可因失血性休克而致命。如少量多次失血，胎儿红细胞系统可代谢增生，出生时无贫血，无明显症状，但如为母子血型不合则可能致溶血性黄疸。如为慢性出血，量较多，则胎儿可发生贫血、心力衰竭，或发生水肿样胎儿，胎心监护可出现典型的正弦曲线。如为慢性大量出血，则胎儿发生严重缺血、缺氧及血流动力学变化，

笔记

胎心图形呈现危险图形，如心动过速或过缓、基线变异消失、自然减速、宫缩时晚减或混合减速，不及时处理有生命危险。新生儿出生后有失血性休克表现。

【预防】

原则上预防是困难的，但可以减少一些高危因素，如减少不必要的操作，如羊膜腔穿刺、外倒转，如必须操作应尽量避免伤及胎盘。孕期注意保健，避免外伤性胎盘早剥。

分析讨论

一、病例特点

孕早期、中期基本平顺，孕 32 周劳累后因先兆早产住院保胎、促肺治疗。孕 36+ 周无明显诱因出现胎动减少 1 天，胎儿大小符合孕周，无外伤史。胎心监护部分可疑正弦波形。查 KB 试验未见。

二、诊疗思路

1.33 岁初产妇，主因"胎动减少"入院。所有孕晚期的孕妇入院后需要核对孕周，了解孕期的特殊情况、有无妊娠合并症及并发症，评估分娩方式。

2. 分析此次胎动减少入院病情。胎动减少时要通过胎动情况、胎心监护评估胎儿宫内状态，B超了解脐血流、羊水、生物物理评分等。胎心监护提示 NST（－），变异窄幅，部分可疑正弦波。正弦波形的病理生理机制尚未完全明确，与严重的胎儿贫血有关，如抗 D 同种异体免疫反应、胎母输血综合征、双胎输血综合征及前置血管破裂，急性胎儿缺氧、感染、心脏畸形、脑水肿、腹裂畸形时也会出现。考虑到正弦波的意义，结合胎动减少的临床表现，不能除外胎母输

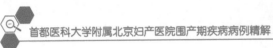

血综合征,故行KB检查进一步明确诊断,初次检查结果显示KB未见。

3.考虑到已孕36⁺周,胎心监护NST无反应型,胎动少,KB未见,B超未见异常,故行OCT试验进一步了解胎儿宫内情况,结果显示OCT（－）。虽然OCT（－）,但OCT结果显示无明显加速,孕妇仍主诉胎动减少,复查胎心监护提示正弦波,且较典型。行B超检查提示胎儿大脑中动脉PSV大于1.5 MoM,诊断胎母输血综合征。

4.考虑已孕36⁺周、胎母输血综合征、羊水过少,应立即终止妊娠,故急诊行剖宫产终止妊娠。术前通知新生儿科做好新生儿复苏准备,并进行性备血,做好新生儿输血准备。术后新生儿血常规及血气分析结果显示胎儿贫血,证实了术前诊断。

病例点评

1.该病例特点典型为孕妇主诉胎动减少,胎心监护可疑为正弦波形,PSV大于1.5 MoM,高度怀疑胎儿贫血。已孕36⁺周,应积极终止妊娠。

2. KB的检测本例中结果并不高,不能以此除外FMH。KB测定出某个时间点时母体循环中的胎儿血量,如果出血为慢性或反复发生,则这些测定不一定表明随时间推移的失血量。胎儿红细胞的寿命是100日,但如果ABO或Rh血型不相容,则母血循环中的胎儿红细胞寿命要短得多。

3.如果出现典型的胎动减少,伴胎心监护正弦波改变,应先行B超检查,若B超提示胎儿大脑中动脉PSV大于1.5 MoM,考虑胎母输血综合征时,孕36⁺周应积极终止妊娠,不宜先行OCT试验。

4.对于≥32孕周、FMH≥20%的胎儿血容量或MCA-PSV≥1.5 MoM的妊娠病例,我们建议立即剖宫产,并备血以迅速进行新生儿输血。在此孕龄时，期待治疗期间的宫内输血或者反复 FMH 风险可能超过早产的并发症发病率。

5. 在产前发现无原因的胎儿水肿、死胎或出现正弦曲线胎心图形均应做母血中胎儿红细胞的检查，以便早诊断、早处理。

参考文献

1. DE ALMEIDA V，BOWMAN J M. Massive fetomaternal hemorrhage：Manitoba experience.Obstet Gynecol，1994，83（3）：323-328.

2. SUETERS M，ARABIN B，OEPKES D. Doppler sonography for predicting fetal anemia caused by massive fetomaternal hemorrhage.Ultrasound Obstet Gynecol，2003，22（2）：186-189.

（尉建霞）

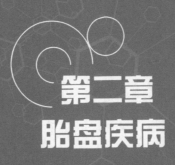

第二章
胎盘疾病

009　胎盘早剥3例

胎盘早剥指妊娠20周后正常位置的胎盘在胎儿娩出前，部分或全部从子宫壁剥离，发病率为1%。典型临床表现为妊娠20周后阴道流血、腹痛，可伴有子宫张力增高和子宫压痛，严重时出现失血性休克、DIC，若处理不及时可危及母儿生命。

一、诊断

1.高危因素。胎盘早剥的高危因素包括产妇血管病变、子宫静脉压升高、高龄多产、外伤及接受辅助生育技术助孕，以及机械因素等。

2.早期表现。胎心率常常首先发生变化，宫缩后子宫弛缓欠佳。触诊时子宫张力增大，宫底增高，严重时子宫呈板状，压痛明显，胎位触及不清；胎心率改变或消失，胎盘早剥Ⅱ～Ⅲ级患者病情凶险，可迅速发生休克、凝血功能障碍甚至多器官功能损害。

3. 临床表现。胎盘早剥的典型症状是阴道出血、腹痛、子宫收缩和子宫压痛。出血特征为陈旧性不凝血，绝大多数发生在孕34周以后，往往胎盘早剥的严重程度与阴道出血量不相符。后壁胎盘的隐性剥离多表现为腰背部疼痛，子宫压痛可不明显。部分胎盘早剥伴有宫缩，但宫缩频率高、幅度低，间歇期也不能完全放松。

4. 辅助检查。（1）超声检查：超声检查不是诊断胎盘早剥的敏感手段，准确率在25%左右。超声检查无异常发现也不能排除胎盘早剥，但可用于前置胎盘的鉴别诊断及保守治疗的病情监测。（2）胎心监护：胎心监护用于判断胎儿的宫内状况，胎盘早剥时可出现胎心监护的基线变异消失、变异减速、晚期减速、正弦波形及胎心率缓慢等。（3）实验室检查：主要监测产妇的贫血程度、凝血功能、肝肾功能及电解质等。可进行凝血功能检测和纤溶系统确诊试验，以便及时发现DIC。

二、鉴别诊断

胎盘早剥与先兆子宫破裂和前置胎盘的鉴别诊断见表9-1和表9-2。

表 9-1　胎盘早剥与先兆子宫破裂鉴别

	胎盘早剥	先兆子宫破裂
诱因	常有妊娠高血压史	有梗阻性分娩及剖宫产史
腹痛	发病急、剧烈	强烈宫缩，阵发性腹痛
出血	隐性出血或阵发性出血，贫血程度与外出血量不成比例	少量阴道出血，出现血尿

（续表）

	胎盘早剥	先兆子宫破裂
子宫	硬如板状，有压痛，较孕周大，宫底继续升高	子宫下段有压痛，出现病理缩复环
胎儿	出现窘迫或死亡	多有窘迫
胎盘	母体面有凝血块及压迹	无特殊变化
化验	血红蛋白进行性降低	无特殊变化
B超	胎盘位置正常，有胎盘后血肿	无特殊变化

表 9-2　胎盘早剥与前置胎盘鉴别

	胎盘早剥	前置胎盘
腹痛	发病急、剧烈	无痛性阴道出血
出血	隐性出血或阵发性出血，贫血程度与外出血量不成比例	显性阴道出血，贫血、休克程度与外出血量成比例
子宫	硬如板状，有压痛，较孕周大，宫底继续升高	子宫软，宫底无升高
胎儿	出现窘迫或死亡	出血量不多时无胎儿窘迫
胎盘	母体面有凝血块及压迹	孕期超声提示胎盘低置，反复无痛性阴道出血
B超	胎盘位置正常，有胎盘后血肿	超声检查示胎盘下缘位置低

三、常见并发症

1. 胎儿宫内死亡：如胎盘早剥面积大，出血多，胎儿可因缺血、缺氧而死亡。

2. DIC：胎盘早剥是妊娠期发生凝血功能障碍最常见的原因，临床表现为皮肤、黏膜及注射部位出血，阴道流血不凝或凝血块较软，甚至发生血尿、咯血和呕吐，一旦发生DIC，病死率较高，应积极预防。

3. 失血性休克：无论显性或隐性剥离，出血量多时可致休克，发生子宫胎盘卒中时，子宫肌层收缩受影响可致严重产后出血，凝血功能障碍也是导致出血的原因；并发 DIC 时，产后出血难以纠正，可出现休克、多脏器功能衰竭、脑垂体及肾上腺皮质坏死，导致席汉综合征（Sheehan's syndrome）。

4. 急性肾衰竭：胎盘早剥大量出血使肾脏灌注严重受损，导致肾皮质或肾小管缺血坏死。胎盘早剥多伴发妊娠期高血压疾病、慢性肾脏疾病等，肾内小动脉痉挛，肾小球前小动脉极度狭窄，肾脏缺血，进而出现急性肾衰竭。

5. 羊水栓塞：胎盘早剥时羊水可经剥离面开放的子宫血管进入母体血液循环，引发羊水栓塞。

四、预后

胎盘早剥对母胎影响极大，剖宫产率、贫血、产后出血率、DIC 发生率均升高。由于胎盘早剥出血可引起胎儿急性缺氧，新生儿窒息率、早产率、胎儿宫内死亡率明显升高，围产儿死亡率约为 11.9%，是无胎盘早剥者的 25 倍。更为严重的是，胎盘早剥新生儿还可遗留显著神经系统发育缺陷等后遗症。

五、预防

健全孕产妇三级保健制度，有妊娠期高血压、慢性高血压、肾脏疾病的孕妇，应加强妊娠期管理并积极治疗；指导孕妇养成良好的生活习惯；预防宫内感染；避免腹壁外伤；对高危患者不主张行外倒转术；行外倒转术纠正胎位时，动作应轻柔；羊膜腔穿刺应在超声引导下进行，以免误穿胎盘等。妊娠晚期或分娩期，应鼓励孕妇适量活动，避免长时间仰卧；应在宫缩间歇期进行人工破膜，减缓羊水流出的速度。

病例 1　保守治疗成功的胎盘早剥

病历摘要

患者，女，29 岁，停经 25⁺ 周，持续性下腹痛伴阴道出血来诊。第二次妊娠，曾人流 1 次，自然受孕，规律产检，根据孕早期超声结果核对孕周无误，孕期平顺，孕中期唐氏筛查低风险，孕期血糖、血压正常，孕中期产科超声筛查胎儿无异常。

【入院查体】

血压 110/80 mmHg，脉搏 95 次 / 分，查体见宫颈未消，宫口未开，阴道出血如月经量。子宫放松差。胎心率 90 次 / 分。

【辅助检查】

实验室检查：血常规 HGB 107 g/L，PLT 177×10⁹/L，凝血五项 FIB 2.53 g/L，D- 二聚体 2818 ng/mL。

影像学检查：超声检查示单活胎，头位，胎儿脐动脉 B=0，胎盘前壁，胎盘后方及下方可见 11.3 cm×11.3 cm×7.9 cm 大小非均质回声。

【治疗】

简要交代病情并急诊收入院（产房）。于 2015 年 5 月 12 日 20：00 入院，入院诊断为孕 2 产 0，孕 25 周，头位；胎盘早剥。向患者及家属交代病情，考虑胎盘早剥，危及母儿生命，随时可能胎死宫内，现胎儿 25 周，未进入围产期，为无生机儿，出生存活可能性小，孕母随时可能出现产后出血、子宫卒中、休克、DIC、急性肾衰竭等危及生命的情况，必要时须切除子宫。患者及家属表示理解病情，要求放弃胎儿，不为胎儿做剖宫产手术，要求尽量阴道分娩，必要时为抢救大人行剖宫产手术，并签字。故严密监测患者生命体征、血常规及凝血功能，争取尽量阴道分娩。

予留置导尿，标记宫底，心电监护，每小时查血常规、凝血五项，每4小时查生化全项，每小时计尿量，记出入量，给予补液、止血、抗感染治疗。

20：30血压125/88 mmHg，脉搏78次/分，血常规HGB 94 g/L，PLT 155×10⁹/L，凝血五项FIB 2.42 g/L，D-二聚体2324 ng/mL，查体阴道出血约70 mL，宫颈未消，宫口未开，先露头，高浮。目前血色素下降但凝血功能良好，宫颈条件不成熟，人工破膜困难，暂不行人工破膜术，为加快分娩进程，在备血充足，严密监测生命体征、血常规、凝血功能的前提下行卡孕栓引产术，予卡孕栓0.5 mg入后穹窿。22：30血常规回报HGB 76 g/L，考虑患者血红蛋白明显下降，交代输血的必要性与风险，签输血同意书，联系血库拟输悬浮红细胞4 U，血浆600 mL。23：00患者宫底已较前上升3 cm，查体时宫颈近消容指，予宫缩间歇期人工破膜，羊水色清，流出羊水约150 mL，试行颅骨牵引术，因宫颈口开大较小，不能牢固钳夹颅骨而失败，故予第二次卡孕栓0.5 mg入阴，并予间苯三酚静脉推注软化宫颈。23：20开始输血浆及悬浮红细胞。0：00患者4小时尿量共85 mL，考虑少尿，予呋塞米20 mg入壶，此后尿量明显增加。1：00患者宫缩仍4分钟左右1次，宫颈近消容指，予第三次卡孕栓0.5 mg入肛。共放卡孕栓3次，每次0.5 mg，分别在20：30、23：00及次日1：00。监测患者血压范围（98～150）/（56～90）mmHg，心率范围66～95次/分，血氧饱和度99%～100%。监测血常规结果如下：HGB 107 g/L → 94 g/L → 91 g/L → 76 g/L → 70 g/L → 68 g/L → 78 g/L → 84 g/L → 88 g/L → 87 g/L → 81 g/L；PLT 177×10⁹/L →

$155 \times 10^9/\text{L} \rightarrow 140 \times 10^9/\text{L} \rightarrow 131 \times 10^9/\text{L} \rightarrow 118 \times 10^9/\text{L} \rightarrow 100 \times 10^9/\text{L} \rightarrow$
$102 \times 10^9/\text{L} \rightarrow 101 \times 10^9/\text{L} \rightarrow 106 \times 10^9/\text{L} \rightarrow 98 \times 10^9/\text{L} \rightarrow 96 \times 10^9/\text{L}$。

凝血功能结果如下：FIB 2.53 g/L → 2.42 g/L → 2.06 g/L → 1.82 g/L →
1.47 g/L → 1.82 g/L → 1.67 g/L → 1.69 g/L → 2.02 g/L → 1.80 g/L →
1.54 g/L；D-二聚体 2818 ng/mL → 2324 ng/mL → 2652 ng/mL →
2342 ng/mL → 1564 ng/mL → 1125 ng/mL → 1068 ng/mL → 1079 ng/mL →
1092 ng/mL → 1085 ng/mL；凝血功能中凝血酶原时间及活动度、凝
血酶凝结时间、活化部分凝血活酶时间始终未出现异常。4：00患者
自娩一死女婴，后羊水清，随即胎盘剥离，胎盘后方大量血及凝血
块涌出，胎盘早剥2/3，称重法估计出血1800 mL。此后患者阴道出
血不多，生命体征平稳，化验指标平稳，抢救成功。抢救过程中共
计出血约2000 mL。

抢救期间出入量总结：总入量6420 mL（乳酸钠林格液2500 mL、
万汶1000 mL、0.9%氯化钠1320 mL、氨甲环酸200 mL、悬浮红细
胞800 mL、血浆600 mL）；总出量3620 mL（出血2000 mL，尿量
1520 mL，大便100 mL）。

【出院诊断】

孕2产0，孕25周流产；胎盘早剥2/3；产后出血（2000 mL）；
会阴Ⅰ度裂伤；中度贫血。

分析讨论

一、病例特点

孕25周，胎盘早剥，胎儿未进入围产期，为无生机儿，出生存
活可能性小，孕母随时可能出现产后出血、子宫卒中、休克、DIC、

急性肾衰竭等危及生命的情况。患者生命体征正常平稳、血色素轻度下降、凝血功能正常。

二、诊疗思路

严密监测患者生命体征、尿量、血常规及凝血功能等，尽量争取尽早阴道分娩，必要时剖宫取胎。向患者及家属交代病情征得其同意与配合。

📋 病例点评

在远未进入围产期的孕周发生胎盘早剥，虽有发生危及生命的并发症风险，但患者生命体征正常平稳、凝血功能正常，向患者及家属交代病情，征得其同意与配合后，在医院血及血制品储备充足的条件下，给予补液、止血、抗感染治疗，同时严密监测患者生命体征、尿量、血常规及凝血功能等，尽量争取尽早阴道分娩。抢救过程中，尽管出现了血红蛋白、纤维蛋白原的下降，但积极输血及血浆，凝血酶原时间及活动度、凝血酶凝结时间、活化部分凝血活酶时间始终未出现异常，生命体征始终平稳，出现少尿时行呋塞米对症治疗，最终顺利阴道分娩，避免了剖宫取胎对患者的损伤。

此例胎儿孕周早，存活概率小，在保证母亲生命体征安全的前提下，保留了子宫的完整性，避免了剖宫取胎的发生。

病例 2　保守治疗失败的胎盘早剥

病历摘要

患者，女，32岁，初产妇，既往人流1次，为我院系统产检孕妇，孕8周初检，建档，化验无特殊，孕早期超声核对孕周无误，孕12周NT值1.2 mm，孕中期唐氏筛查低风险，孕期血压正常，OGTT未查。孕22周超声检查示双顶径＜均值，股骨长＜均值，胎儿心脏结构显示不清。5月8日孕25⁺周超声复查示双顶径＜均值，双顶径＜-SD，胎儿横位，宫内带状回声。

患者孕26周，不规律腹痛，少量阴道出血于5月11日4:30就诊于我院急诊，血压120/70 mmHg，脉搏98次/分，查子宫放松好，胎心130次/分，宫颈未消、宫口未开，宫颈光，少量阴道出血，量约2 mL。4:50患者头晕，血压83/50 mmHg，脉搏90次/分，血糖5.7 mmol/L，急查血常规。5:27超声示胎儿横位，宫颈内口上方见14.3 cm×8.0 cm×8.5 cm大小不规则暗区，其上方见胎盘组织。住院总医师去超声室查患者示：子宫放松欠佳，胎心90次/分，宫颈未消，宫口未开，少量阴道出血。向患者及家属交代随时胎死宫内、子宫卒中、产后出血、失血性休克、DIC可能。5:30血压125/75 mmHg，脉搏97次/分，予急查凝血五项、生化全项、备血400 mL。5:50血常规回报白细胞计数12.88×10⁹/L，血红蛋白102 g/L，血小板计数180×10⁹/L。夜班二线、三线医师到急诊看患者，再次交代病情，孕26周，胎儿未进入围产期，出生后存活概率较低，现已经出现胎儿缺血、缺氧表现，患者及家属表示不为胎儿做剖宫产，必要时愿意为孕妇行剖宫产手术，并签字；并指示考虑患者胎盘早剥，将患者自急诊收入产房。

 笔记

【诊治经过】

5月11日6：30入产房，入院诊断为孕2产0、孕26周、横位、胎盘早剥，轻度贫血。查体宫颈消，宫口容指，无阴道流液，开通两条静脉通路，给予补液、止血、预防感染治疗。留置导尿管，记出入量。行床旁超声提示子宫下段宫颈上方大量凝血块，胎儿横位，胎死宫内。夜班三线医师超声引导下给予人工破膜、减轻宫内压力，复查血常规及凝血五项。6：50第一次抽血（4：50）凝血五项回报纤维蛋白酶原3.01 g/L，D-二聚体36.37 mg/L，PT、APTT、TT正常。7：00给予催产素加强宫缩，7：15超声引导下钳夹清除凝血块500 mL，床旁B超示胎儿右侧上肢延伸至宫颈管内，牵引胎儿上肢。

8：00加快补液速度，每小时计尿量1次，每小时查血常规＋凝血功能及其他检验，严密监测生命体征变化，上肢牵引过程中，继续催产素加强宫缩，尽早阴道分娩，同时严密监测凝血功能变化，根据监测情况、出血量等积极输血、输凝血物质纠正贫血及凝血功能异常。持续进行牵引，因胎儿组织水肿糟脆，持续胎儿手臂牵引过程中，手臂组织断裂，头皮钳脱落，再次呼叫床旁B超协助查看胎儿姿势，超声提示胎儿横位，背部位于宫颈内口上方，位置偏高，在超声引导下再次钳夹胎儿组织行牵引术。反复钳夹胎儿组织脱落，再次牵引术失败。多次尝试牵引失败，DIC经积极输血、输液治疗已纠正，但血小板已下降至38×10^9/L（表9-3、表9-4)，拟转入手术室先行麻醉下钳夹毁胎术，若仍无法取出胎儿，则中转剖宫产。向患者及家属交代病情。13：37转入手术室。超声引导下拟行毁胎钳夹术，因先露高浮，钳夹困难，无法再次钳夹获得胎儿骨质部分，遂转剖腹取胎术。14：25手术开始，血压138/65 mmHg，脉搏73次/分，血氧饱和度99%（生

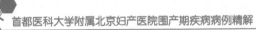
命体征变化见表 9-4）。术中腹腔淡血性腹水 100 mL，见子宫前壁下段浆膜层呈紫蓝色。14：28 娩出死胎，胎盘后方凝血块约 500 mL，胎盘娩出后，见早剥面 2/3，子宫收缩差。给予欣母沛 250 μg 下段肌内注射、卡贝缩宫素 100 μg 入壶，见子宫后壁浆膜面呈紫蓝色，考虑子宫胎盘卒中，予温盐水纱布按摩子宫，促进宫缩。缝合子宫过程中，宫缩仍不佳，宫腔持续活动性出血约 500 mL，申请静脉输注悬浮红细胞 2 U，血浆 400 mL。缝合子宫后，再次给予欣母沛 250 μg 宫壁肌内注射促进宫缩。术后再予输血及血浆（表 9-5），出血好转。手术中晶体液 700 mL（乳酸钠林格液 700 mL+ 欣母沛 250 μg×2 支 + 卡贝缩宫素 100 μg）+ 悬浮红细胞 400 mL+ 血浆 400 mL+ 血小板 1 个治疗量，出量 1800 mL（出血 1200 mL+ 尿 600 mL）。术后安返病房。

抢救过程中总入量 8050 mL，其中晶体液共 4870 mL（乳酸钠林格液 3350 mL+ 生理盐水 1300 mL+ 氨甲环酸氯化钠注射液 200 mL+ 头孢米诺 1.0 g+ 卡洛磺钠 80 mg+ 葡萄糖酸钙 10 mL×2 支 + 欣母沛 250 μg×2 支 + 卡贝缩宫素 100 μg）+ 纤维蛋白原、凝血酶原复合物共 580 mL+ 悬浮红细胞 1200 mL+ 血浆 1400 mL+ 血小板 1 个治疗量，出量 4113 mL（出血 2250 mL+ 尿 1863 mL）。

【出院诊断】

孕 2 产 0，孕 26 周，横位；胎盘早剥；子宫胎盘卒中；DIC；产前出血 1050 mL；产后出血 1200 mL；死胎；中度贫血。

表 9-3　化验指标变化

时间	4：50	5：30	6：30	8：30	9：30	10：25	11：30	12：30	13：30	14：30	16：30
FIB/(g/L)	–	3.01	1.85	0.71	0.58	1.14	3.56	3.75	3.65	3.56	2.70
APTT/s	–	24.4	27.7	37.5	44.6	49.9	18.1	18.1	21.1	38.0	37.3
D- 二聚体/(mg/L)	–	36.37	63.3	80.0	80.0	6.95	44.6	44.6	40.2	6.77	–

（续表）

时间	4：50	5：30	6：30	8：30	9：30	10：25	11：30	12：30	13：30	14：30	16：30
白细胞计数/（×10⁹/L）	12.86	–	17.27	16.19	14.90	13.63	11.91	12.35	13.73	12.24	11.75
红细胞计数/（×10¹²/L）	3.32	–	3.10	2.60	2.20	1.95	2.54	2.57	2.64	2.33	2.29
血红蛋白/（g/L）	102	–	97	83	71	63	81	82	83	73	71
血小板/（×10⁹/L）	180	–	139	81	67	50	40	38	35	75	54
粒细胞比值/%	72.3	–	83.1	90.7	89.9	89.3	89.9	91.1	89.1	90.2	86.7
ALT/（U/L）	–	33.1	–	28.3	–	23.2	28.7	–	32.4	–	25.1
AST/（U/L）	–	16.3	–	25.7	–	30.2	36.8	–	41.0	–	34.4
LDH/（U/L）	–	141.0	–	459.0	–	502.0	506.0	–	535	–	344.0
BUN/（mmol/L）	–	4.67	–	5.23	–	5.11	6.34	–	6.15	–	3.93
CRE/（μmol/L）	–	44.2	–	61.4	–	46.5	41.0	–	286.4	–	292.7
ALB/（g/L）	–	35.4	–	30.1	–	31.2	31.2	–	32.1	–	29.0

注：“–”表示未测，无数值。

表 9-4　生命体征变化

时间	血压/mmHg	心率/（次/分）	血氧/%
4：50	83/50	90	
5：30	125/75	97	
6：30	121/71	98	
6：50	115/75	77	
7：08	122/72	76	
7：40	120/70	76	
8：30	119/68	86	99
9：00	122/72	88	99
9：30	123/67	87	100
10：00	128/75	89	100
10：30	131/70	106	99
11：00	125/77	101	99
11：30	122/60	84	99
12：00	126/69	82	95
12：30	125/68	79	94
13：00	115/63	78	99
13：30	116/65	80	94

（续表）

时间	血压 /mmHg	心率 /（次 / 分）	血氧 /%
14：00	120/61	67	97
14：30	138/65	73	99
15：00	116/68	74	99
15：30	104/53	75	99

表 9-5　输血、血浆及血制品

时间	输血	输凝血物质	输血浆
9：30			要血浆 200 mL
9：43			输血浆 200 mL
10：00	要红细胞 2 U	要纤维蛋白原 4 g	要血浆 400 mL
10：14		输纤维蛋白原 4 g	
10：21	输红细胞 2 U		
10：30		输纤维蛋白原 3 g	
10：40	再要红细胞 2 U	输凝血酶原复合物 400 U	再要血浆 400 mL
10：41			输血浆 400 mL
10：49		输纤维蛋白原 3 g，凝血酶原复合物 400 U	
11：04	输红细胞 2 U		
11：22			输血浆 400 mL
11：40		备血小板 1 个治疗量	
13：51		输血小板 1 个治疗量	
14：48	再要红细胞 2 U		再要血浆 400 mL
15：04	输红细胞 2 U		
15：34			输血浆 400 mL

📋 分析讨论

一、病例特点

孕 26 周，横位，胎盘早剥，宫颈内上方有大量凝血块，宫颈未消、宫口未开，入院后胎死宫内，孕母随时可能出现产后出血、子宫卒中、休克、DIC、急性肾衰竭等危及生命的情况。患者在急诊时已出现头晕症状，血压 83/50 mmHg，脉搏 90 次 / 分，有早期休克表现。纤维蛋白原迅速显著降低，随即 APTT 显著延长，发展至 DIC。

二、诊疗思路

1. 患者是我院系统产检孕妇，孕周核对无误，早孕期平顺。定期产检，符合诊疗常规及处理原则。

2. 该患者孕 26 周，因不规律下腹痛伴阴道出血于急诊就诊，4：50 出现头晕并且有血压、心率改变，血压 83/50 mmHg，脉搏 90 次 / 分，有早期休克表现。超声提示胎盘早剥不除外，当时考虑了胎盘早剥可能，给予人工破水减小宫腔压力处理，患者 7：30 检验结果回报纤维蛋白原 1.85 g/L，D- 二聚体 63.3 mg/L，血红蛋白 98 g/L，且入院 1 小时余称重出血量就已达到 580 mL 应该充分估计显性和非显性出血量，积极输血、血浆及凝血物质，严密监测血常规、凝血功能的变化。及时纠正凝血功能障碍，在保持凝血功能正常的前提下尽量让患者阴道分娩，以减小对患者的损伤。

3. 该患者胎盘早剥，出血不全是显性出血，应该根据患者生命体征、查体、检验检查、超声情况综合评价，充分估计出血量。同时要考虑到预防 DIC 可能，尽早纠正凝血功能障碍。

4. 在纠正休克状态、积极预防 DIC 发生的前提下，积极行人工破膜术，减少子宫张力，做死胎牵引术，争取阴道分娩机会，避免剖宫产。

📋 病例点评

1. 诊断胎盘早剥就要重视休克表现，积极开放静脉通路进行补液、止血治疗，争取抢救时机。

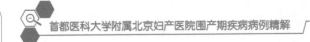

2. 仔细了解病情,充分估计出血量,有休克表现时应尽早启动抢救各级预警,警惕 DIC 发生,及时恰当静脉输注血、血浆、血制品及凝血物质,积极争取治疗时机。向患者及家属交代病情征得其同意与配合。严密监测患者生命体征、尿量、血常规及凝血功能等,破水减张,钳夹宫颈内口上方血块,静脉滴注催产素引产,牵引胎儿争取阴道分娩机会,必要时剖宫取胎。

3. 纤维蛋白原 1.85 g/L 预警 DIC 发生,应该积极足量补充纤维蛋白原。凝血功能异常进一步加重,出现了 DIC、血小板显著降低、严重失血、子宫对催产素不敏感等情况,在出现短期内无有效宫缩、宫口不能进一步扩张、牵引失败、反复钳夹胎儿组织脱落、再次牵引术失败的情况下,因钳夹毁胎困难而行中转剖宫产术。此病例因 26 周胎死宫内、胎盘早剥、DIC 而行了剖宫取胎术。如在入院后早期积极治疗,或可创造引产的机会,避免 DIC 发生,经阴道分娩,保留生育器官的完整性。

病例 3　产程中发生的胎盘早剥

📋 **病历摘要**

患者,女,39 岁,停经 39 周,胎心监护异常入院。

第二胎,经产妇,自然受孕,规律产检,根据孕早期超声结果核对孕周无误,孕期平顺,无创 DNA 示低风险,血糖、血压正常,孕 23 周超声提示 BPD ＜ –SD,FL ＜ –SD,AC ＜均值,HC ＜均值,诊断为胎儿宫内生长受限并入院治疗,入院后羊水穿刺结果显示胎儿染色体核型无异常，排除感染等因素，并给予氨基酸治疗。出院后定期复查 B 超，胎儿生长速度尚可，患者孕 39 周，产检发现胎心监护 NST（＋），伴延长减速一次，可见不规律宫缩，内诊宫颈后位长 1 cm，质软，未开，且考虑患者曾胎儿生长受限，门诊以"孕 2 产 1，孕 39 周，头位"收入院，行 OCT 试验。既往孕 1 产 1，2004 年 1 月自娩一足月男婴，产时顺利，体健。余无特殊病史。

【入院查体】

体温 36.5 ℃，脉搏 75 次 / 分，血压 105/65 mmHg。心脏听诊律齐，听诊无杂音，肺部呼吸音清，肝、脾肋下未触及，腹部膨隆，无浮肿。

产科检查示宫高 32 cm，腹围 97 cm，胎心 140 次 / 分，有宫缩，头位，先露浅定，估计胎儿大小 3100 g。内诊见外阴已婚型，阴道通畅，宫颈质软，未消，宫口开大 0 cm，胎膜未破。复测骨盆 TO=8.5 cm。

【辅助检查】

影像学检查：孕早期超声示子宫后壁可见低回声结节，直径约 2.0 cm。5 月 7 日超声检查示单活胎，头位，双顶径 9.2 cm，股骨长 7.0 cm，腹围 32.0 cm，羊水指数 13.0 cm。

【入院诊断】

孕 2 产 1，孕 39 周，头位；子宫肌瘤合并妊娠；胎心监护异常。

【治疗】

于 5 月 8 日行 OCT 试验以了解胎儿对宫缩的耐受情况，结果 OCT 试验阴性，OCT 过程中出现强直宫缩，胎心延长减速 1 次，予停催产素、静脉推注硫酸镁后胎心恢复正常。此时查宫颈消，开 1 cm，送入产房。

5 月 8 日 15：30 血压 120/80 mmHg，脉搏 80 次 / 分，体温 36.5 ℃，

胎心监护示 CST（–）。已规律宫缩 1^+ 小时，宫口开大 1 cm，S= –2，入产房。19：30 血压 120/70 mmHg，脉搏 80 次 / 分，体温 36.5 ℃，胎心监护示 CST（–）。再次内诊查宫口开大 2 cm，S= –2。23：30 血压 120/70 mmHg，脉搏 78 次 / 分，体温 36.6 ℃，胎心监护示 CST（–）。再查宫口仍开大 2 cm，S= –2，产妇精神可，无疲劳感，宫缩欠佳予催产素静脉滴注加强宫缩（0.5% 催产素 10 滴 / 分钟静脉滴注）。5 月 9 日 4：00 内诊宫口仍开大 2 cm，S= –2，因产程进展缓慢行人工破水，停催产素，人工破水羊水清，胎心监护示 NST 反应型；4：30 患者宫缩欠佳，予 0.5% 催产素 6 滴 / 分钟静脉滴注加强宫缩。4：55 胎心监护提示宫缩频，伴胎心下降，吸氧、改变体位不能恢复，停催产素，予硫酸镁 4 g 静脉推注。5：00 因胎心监护可见延长减速，最低至 60 次 / 分，持续不恢复，考虑胎儿窘迫（胎心型），行急诊手术。联系麻醉科准备全麻麻醉，通知新生儿科医生到场准备新生儿复苏，并联系产科值班三线到场。

5：11 顺利娩出一女婴，交台下行新生儿复苏抢救，新生儿 Apgar 评分 1 分钟 2 分（P 2 分），5 分钟 7 分（呼吸减 1 分、肌张力减 2 分），10 分钟 9 分（肌张力减 1 分），脐血血气回报 pH 6.91，PCO_2 92.3 mmHg，PO_2 26.2 mmHg，乳酸浓度 11.3 mmol/L，实际碱剩余 –16.2 mmol/L，标准碱剩余 –14.5 mmol/L。新生儿转 NICU。术中剖开子宫即见血性羊水，胎盘娩出后台下检查见暗红色血性压迹面积约 1/2，胎盘送检病理。术中见子宫前壁局部呈蓝紫色，范围约 5 cm×6 cm，后壁见散在子宫内膜异位病灶，后壁宫底可及肌壁间子宫肌瘤直径约 2 cm。术中予万汶 500 mL 静脉滴注，子宫收缩好，伴凝血块，共计出血 400 mL，常规缝合子宫切口，逐层关腹，血压 105/60 mmHg，脉搏 85 次 / 分，呼吸 22 次 / 分，血氧饱和度 100%，6：12 术毕。

6：12 术毕后查体，子宫收缩欠佳，按压宫底见大量不凝血自阴道流出，量约 1500 mL，脉搏 94 次 / 分，血压 102/57 mmHg，血氧饱和度 100%，予卡贝缩宫素 100 μg 入壶，氨甲环酸 1 g、（200 mL）静脉滴注，加快补液速度，术中见胎盘早剥、子宫卒中，术后按压宫底有不凝血，考虑 DIC 不除外，即刻启动院内抢救系统，呼叫上级医师，开放两条静脉通路，予乳酸钠林格 500 mL 静脉滴注，急查血常规、凝血、生化，通知主诊组、血库、行政总值班、朝阳急救网，臀部放置集血器，温毯保暖，拟予红细胞 400 mL、血浆 400 mL 输血治疗。6：20 血压 100/59 mmHg，脉搏 95 次 / 分，血氧饱和度 100%，行动脉、颈内静脉穿刺并置管，术中共计尿量 50 mL，予纤维蛋白原 1.5 g（60 mL）联合凝血酶原复合物 600 IU（60 mL）静脉滴注。6：30 血压 95/53 mmHg，脉搏 92 次 / 分，血氧饱和度 100%，子宫收缩佳，宫底平脐，按压宫底不凝血自阴道流出，称重法量约 300 mL，血常规结果显示 RBC 1.60×10^{12}/L，HGB 52 g/L，HCT 15.20%，PLT 62×10^9/L，WBC 9.15×10^9/L。6：40 血压 81/44 mmHg，脉搏 82 次 / 分，血氧饱和度 100%。予凝血酶原复合物 200 IU 静脉输注补充凝血因子，因患者术前 HGB 119 g/L，现称重法估计出血约 2200 mL，血常规结果提示血色素下降情况与实际出血量稍不符，故尚不完全除外羊水栓塞可能，予罂粟碱 30 mg 静脉推注。6：42 血压 83/46 mmHg，脉搏 81 次 / 分，血氧饱和度 100%，开放第三条外周静脉通路，予地塞米松 10 mg 入壶，血浆 400 mL 静脉输注，纤维蛋白原 2.5 g 静脉输注，急查动脉血气结果显示 pH 7.314，K^+ 3.3 mmol/L，HCT 17%，HGB 5.8 g/dL，BE –7.0 mmol/L，子宫收缩佳，宫底平脐，按压宫底不凝血自阴道流出，称重法量约 200 mL。6：50 血压 88/43 mmHg，脉搏 82 次 / 分，血氧饱和度 100%，血浆

400 mL 输毕，无皮疹、瘙痒等不适，予红细胞 400 mL 输血治疗，再次联系血库给予红细胞 800 mL、血浆 800 mL 静脉输注。6∶51 接到化验室危急值报告，示 GLU 2.60 mmol/L，FIB ＜ 0.30 g/L，PT 34.6 s，TT 58.7 s，APTT ＞ 170.00 s，患者 DIC 诊断明确。6∶57 血压 84/46 mmHg，脉搏 87 次 / 分，血氧饱和度 99%，新生化全项结果显示 TP 21.30 g/L，ALB 10.20 g/L，BUN 1.83 mmol/L，CRE 23.70 μmol/L，ALT ＜ 6.00 U/L，AST 12.00 U/L，K^+ 3.69 mmol/L，尿量 100 mL。7∶05 血压 84/43 mmHg，脉搏 90 次 / 分，血氧饱和度 100%，予去甲肾上腺素持续泵入（4 mL/h），复查血常规、凝血，予红细胞 800 mL 输血治疗。7∶15 血压 97/47 mmHg，脉搏 87 次 / 分，血氧饱和度 100%，再次予纤维蛋白原 4 g 及凝血酶原复合物 200 IU 静脉输注以补充凝血物质，子宫收缩佳，宫底平脐，集血器阴道出血量约 50 mL。7∶20 血压 101/62 mmHg，脉搏 81 次 / 分，血氧饱和度 99%，调整去甲肾上腺素泵入速度改为 2 mL/h。7∶22 血压 89/49 mmHg，脉搏 86 次 / 分，血氧饱和度 100%，第二次血常规结果显示 RBC $2.20 × 10^{12}$/L，HGB 74 g/L，HCT 21.00%，PLT $80 × 10^9$/L，GR 85.1%，WBC $8.18 × 10^9$/L。7∶25 血压 93/49 mmHg，脉搏 85 次 / 分，血氧饱和度 100%，宫缩佳，宫底平脐，集血器阴道出血量约 37 mL，第二次凝血结果显示 FIB 1.41 g/L，PT 18.1 s，国际标准比值（international normalized ratio，INR）1.600，凝血酶原活动度（prothrombin activity，PA）46.0%，TT 30.0 s，APTT 120.30 s。7∶31 予血浆 800 mL 静脉输注。7∶36 复查动脉血气结果显示 pH 7.275，K^+ 4.1 mmol/L，HCT 19%，HGB 6.5 g/dL，BE –9.0 mmol/L，予葡萄糖酸钙 1 支静脉推注，尿量 30 mL。7∶43 血压 103/55 mmHg，脉搏 79 次 / 分，血氧饱和度 100%，体温 35.6 ℃，停去甲肾上腺素。7∶48 予冰帽。7∶51 测指尖血糖

10.2 mmol/L，8：00 自主呼吸 23 次 / 分，尿量 110 mL，宫缩佳，宫底平脐，集血器阴道出血量约 13 mL。

总入量 6020 mL，其中晶体 2500 mL，胶体 500 mL，氨甲环酸氯化钠注射液 200 mL，纤维蛋白原 8 g（320 mL），凝血酶原复合物 1000 IU（100 mL），输血量 2400 mL（红细胞 1200 mL、血浆 1200 mL）。总出量 2790 mL（其中出血量 2500 mL，尿量 290 mL），8：03 予呋塞米 20 mg 入壶，复查血常规、生化、凝血。

8：10 血压 127/65 mmHg，脉搏 96 次 / 分，血氧饱和度 100%，子宫收缩佳，宫底平脐，无明显阴道出血。8：20 复查动脉血气结果显示 pH 7.3，K^+ 3.9 mmol/L，HCT 23%，HGB 7.8 g/dL，BE–10.0 mmol/L。8：22 血压 116/72 mmHg，脉搏 101 次 / 分，血氧饱和度 100%，子宫收缩佳，宫底平脐，无明显阴道出血，予碳酸氢钠 70 mL 静脉滴注。8：40 尿量 750 mL，血压 118/74 mmHg，脉搏 102 次 / 分，血氧饱和度 100%。8：50 第三次血常规结果回报 WBC 12.62×10^9/L，HGB 93 g/L，HCT 26.40%，PLT 96×10^9/L，NE 89.5%。9：13 患者转醒，神清，精神可，对答切题，无不适，肢端温暖，子宫收缩佳，宫底平脐，无明显阴道出血，血压 118/72 mmHg，脉搏 99 次 / 分，血氧饱和度 100%，第三次凝血结果回报 FIB 2.70 g/L，PT 14.0 s，INR 1.200，PA 71.9%，TT 25.1 s，APTT 51.40 s。9：25 血压 126/70 mmHg，心率 98 次 / 分，血氧饱和度 100%，第二次生化结果回报 TP 44.10 g/L，ALB 25.80 g/L，LDH 351.00 U/L，GLU 7.58 mmol/L，CRE 48.00 μmol/L，ALT 10.20 U/L，AST 32.60 U/L，BUN 5.18 mmol/L，UA 237.40 μmol/L。9：45 患者血压 128/69 mmHg，心率 96 次 / 分，血氧饱和度 100%，子宫收缩佳，宫底平脐，无明显阴道出血，尿量 1300 mL。患者生命体征平稳，安返病房，回室后密切观察宫缩、阴

道出血及检验指标等情况，抢救成功。

抢救过程中总入量 6220 mL，其中乳酸钠林格液 1130 mL、万汶 500 mL、0.9% 生理盐水 1500 mL、碳酸氢钠 70 mL、氨甲环酸氯化钠注射液 200 mL、纤维蛋白原 8 g（320 mL）、凝血酶原复合物 1000 IU（100 mL）、悬浮红细胞 1200 mL、血浆 1200 mL；出量 4840 mL，其中出血量 2500 mL、尿量 2340 mL。

【出院诊断】

孕 2 产 2，孕 39 周，LOA 剖宫产；胎儿窘迫（胎心型）；胎盘早剥（1/2）；子宫卒中；产后出血（2500 mL）；失血性休克；弥漫性血管内凝血；新生儿窒息；中度贫血；盆腔子宫内膜异位症、子宫肌瘤合并妊娠。

分析讨论

一、病例特点

本患者为高龄经产妇，孕期无血压、血糖异常，因"胎心监护异常"入院，行 OCT 试验阴性。入产房后因产程进展欠佳给予催产素点滴引产，产程无明显进展，给予人工破水后静脉滴注催产素过程中出现持续性胎心减慢，因"胎儿窘迫（胎心型）"即刻行剖宫产术，术中见子宫卒中、胎盘血性压迹，考虑胎盘早剥诊断明确，术后按压宫底见宫缩欠佳，阴道大量不凝血，结合患者症状、体征变化及实验室检查回报，考虑失血性休克、弥散性血管内凝血诊断性明确，羊水栓塞不能除外，即刻启动院内抢救系统，给予液体复苏、输血、补充凝血物质，同时预防性给予罂粟碱治疗，动态监测生命体征、尿量及血常规、凝血、生化等实验室检查结果，评估病情，最终抢救成功，产妇术后恢复可，如期出院。

二、诊疗思路

产程中发生的孕足月产妇胎盘早剥且伴发胎心监护异常，应该尽早分娩，如果有阴道助产条件，尽早助产分娩终止妊娠，如没有阴道助产条件，尽快行剖宫产术分娩终止妊娠。同时胎盘早剥极易并发子宫胎盘卒中、产后出血、失血性休克、DIC、急性肾衰竭等，要做好诊治上述严重并发症的准备。

📋 病例点评

1. 该患者对催产素较敏感，宫缩有些过频，人工破膜之后观察宫缩时间较短，再次静脉滴注催产素随即出现强直宫缩、胎心延长减速。

2. 在潜伏期，对于宫缩不协调、产程进展欠佳的产妇，产程处理时，建议夜间休息以协调宫缩的强度、频率。

3. 强调催产素引产规范化。小剂量低浓度起始，逐渐加量，严密监测胎心监护。规范人工破水、宫颈封闭等常规操作，避免在宫缩期实施人工破膜术，减少操作中的宫颈损伤及出血，降低宫缩强直、胎盘早剥及羊水栓塞的风险。

4. 产后出血、胎盘早剥是围产期急危重症，是失血性休克、弥散性血管内凝血的重要诱因。在日常诊疗工作中不断建设危重症快速反应团队、三级预警机制，完善院内急救网络的同时规范常规操作，做到高危人群、高危病情早预防、早发现、早处理，防患于未然。同时应注意个体化操作（如本病例中，产妇体型偏瘦，循环血量相对较小，更应警惕出血性休克发生，且应充分估计出血量），同时在抢救

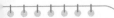

过程中注意及时进行医患沟通及医护合作，尽力改善患者预后。

该患者在发生胎盘早剥、产后出血后处理积极、及时，凝血功能纠正很快，抢救成功，无重要脏器损伤，预后良好。

参考文献

1. 李力.胎盘早剥//谢幸，孔北华，段涛.妇产科学.9版.北京：人民卫生出版社，2019：150-153.

2. 杨慧霞，贺晶，马润玫，等.胎盘早剥的临床诊断与处理规范（第1版）.中华妇产科杂志，2012，47（12）：957-958.

（赵瑞芬）

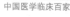
010　胎盘植入 2 例

2018 年，国际妇产科联盟（International Federation of Gynecology and Obstetrics，FIGO）将胎盘植入统称为胎盘植入疾病（placenta accreta spectrum，PAS）。PAS 是指胎儿娩出后，胎盘部分或全部不能自然从子宫壁分离的一种病理情况，特别是在既往子宫手术的瘢痕处，普遍认为与蜕膜缺陷有关，可致相应部位的内膜蜕膜化失败，绒毛外滋养细胞毫无阻碍地侵入子宫深肌层、子宫血管，有时甚至侵袭至子宫邻近器官。根据绒毛侵入子宫肌层深度的不同，病理上将该疾病分为 3 个亚型：①表浅的胎盘植入，又称胎盘粘连（adherent placenta accreta），即绒毛直接与子宫肌层表面接触并未侵入肌层；②胎盘植入（increta）指绒毛侵入肌层；③胎盘穿透（percreta）为绒毛侵入肌层全层，可达浆膜层，甚至还会累及邻近盆腔器官。3 个亚型所占比例分别为 81.6%、11.8% 及 6.6%。

PAS 可发生于子宫体部、子宫角等胎盘着床部位，但多发生于子宫前壁下段，常与子宫内膜创伤、子宫内膜发育不良等因素有关。前次剖宫产史及前置胎盘为胎盘植入最常见的高危因素，其他高危因素还包括高龄妊娠、既往子宫穿孔史、胎盘植入史、多次流产史等。

病例 1　完全型前置胎盘 + 胎盘植入

病历摘要

患者，女，32 岁。既往 G_1P_1，2014 年足月自然分娩 1 次。主因"停经 35^+ 周，阴道出血 3 小时"于 2019 年 10 月 29 日入院。

笔记

患者平素月经规律，7天/30天，LMP 2019-2-24，EDC 2019-12-1。停经30天查尿 hCG 阳性，根据早孕 B 超核对孕周无误。孕早期因"先兆流产"口服地屈孕酮治疗1周。孕16周唐氏筛查低风险。孕20周起，再次出现间断性阴道出血，持续1个月，间断口服地屈孕酮及止血药物后好转。孕23周 B 超提示胎盘低置状态，完全覆盖宫颈内口。孕期血压、血糖均正常。孕30周 B 超提示完全性前置胎盘。现孕35$^+$周，3小时前无明显诱因出现少量阴道出血，色鲜红，于我院急诊就诊。身高166 cm，孕前体重55 kg。体重指数20.0 kg/m^2，孕期增重15 kg。否认高血压、心脏病病史，以及肝炎、结核等传染病史；否认手术史、外伤史及输血史。

【入院查体】

体温36.8 ℃，脉搏82次/分，血压124/79 mmHg，心、肺听诊无明显异常。腹软，无压痛、反跳痛及肌紧张。肝、脾肋下未触及，双下肢无明显水肿。宫高32 cm，腹围95 cm，估计胎儿体重2500 g，先露浮，子宫放松好，未及明显宫缩，胎心140次/分。未行内诊检查，骨盆外测量 TO=8.5 cm，耻骨弓90°。

【辅助检查】

B 超（2019-10-23）示 BPD 8.8 cm，FL 6.7 cm，AC 30.5 cm，AFI 12.0 cm，胎儿颈部可见 U 型压迹；胎盘位于后壁，面积较大，中下段部位呈反 C 形覆盖宫颈内口，完全性前置胎盘可能。血尿常规及凝血功能、生化检查未示明显异常。

急诊 B 超（2019-10-29）示羊水指数9.0 cm，胎盘位于前后壁及侧壁，完全覆盖宫颈内口，前壁超越宫颈内口约11 cm，部分与前壁间肌层回声显示欠清晰，浆膜层尚完整。提示完全性前置胎盘（部分植入待除外）。

【入院诊断】

孕 2 产 1，孕 35$^+$周，头位，先兆早产；完全性前置胎盘（部分植入？）

分析讨论

一、鉴别诊断

该病例的入院诊断需要与完全性前置胎盘不伴胎盘植入相鉴别。胎盘植入在分娩前主要根据临床表现和影像学检查进行诊断；在手术过程中，主要依据术中所见和术后病理明确诊断。

入院 B 超及磁共振检查均提示胎盘组织与肌层分界不清，且使用"胎盘植入超声评分量表"（表 10-1）进行评分。胎盘位置 2 分、胎盘厚度 2 分、胎盘后低回声带 1 分、膀胱线 1 分、胎盘陷窝 2 分、胎盘基底部血流信号 2 分、宫颈血窦 1 分、宫颈形态 1 分，胎盘植入的超声评分高达 12 分，高度可疑胎盘植入。术中见胎盘无法自然剥离，部分胎盘组织与子宫壁紧密粘连，小心剥离后创面出血活跃，术后胎盘病理结果明确诊断为胎盘植入。

表 10-1　胎盘植入超声评分量表

项目	0 分	1 分	2 分
胎盘位置	正常	边缘或低置（距宫颈内口＜2 cm）	完全前置
胎盘厚度 /cm	＜3	3～5	＞5
胎盘后低回声带	连续	局部中断	消失
膀胱线	连续	中断	消失
胎盘陷窝	无	有	融合成片，伴"沸水征"
胎盘基底部血流信号	基底部血流规则	基底部血流增多成团	出现"跨界"血管

（续表）

项目	0分	1分	2分
宫颈血窦	无	有	融合成片，伴"沸水征"
宫颈形态	完整	不完整	消失
剖宫产史	无	1次	≥2次

二、诊疗思路

1. 孕期监测：患者孕 23 周起 B 超提示完全性前置胎盘，但患者无胎盘植入的高危因素，且多次 B 超未提示植入。孕期按照完全性前置胎盘进行监测和处理。孕 35⁺ 周出现阴道出血症状，立即收入院拟根据出血情况决定急诊剖宫产时机。但入院后 B 超首次提示可疑胎盘植入，当时阴道无活动性出血，决定限期手术的同时立即进行评估和多学科会诊。

2. 病情评估：入院后当天即启动院内会诊，对病情及预后进行评估。胎盘植入的评估主要采用了"胎盘植入超声评分量表"（表 10-1），评分为 12 分，考虑穿透型植入的可能性较大，出血风险高，子宫切除的可能性大。此外磁共振检查提示完全性前置胎盘、胎盘植入可能性大，以宫体下段左前壁为著，局部到达浆膜面并向宫颈膨隆，宫体膀胱间及宫颈旁较多血管。入院时已孕 35⁺ 周，出现阴道出血症状，随时有急诊剖宫产的可能。因此，决定行限期手术，立即上报医务科提请全院会诊，制定分娩预案。

3. 分娩预案的制定：手术风险与胎盘植入的深度和范围相关，建立多学科团队，进行准确的产前诊断及细致的术前准备，团队成员之间保持良好的沟通是安全管理 PAS 孕妇的关键。对多学科团队的要求为能全天候完成 PAS 的紧急手术，具有持续和标准的妊娠期、围术期管理计划。团队包括有超声和（或）MRI 检查的影像学诊断专家；经验丰富，能进行产前诊断及多种手术并发症处理的产科医师；有盆底，特别是后腹膜、输尿管、髂内动脉手术经验，并能熟练放置输尿管支架的医师；产科或创伤麻醉医师；有经验的成人和新生儿ICU医师；血库专业人员（及血源准备）；放射介入科医师；血液回收专业人员等。该患者入院后，医务科组织多学科会诊并共同讨论制定分娩预案，参加科室包括产科、新生儿科、妇科、泌尿外科、超声科、放射科、介入科、麻醉科、手术室、药剂科及输血科。

三、预案内容

1. 手术时机：PAS的择期手术孕妇较紧急剖宫产术孕妇的并发症发生率低，因此，不同医疗机构推荐PAS孕妇妊娠34～36周或36～38周分娩。但如果孕妇有产前出血，特别是反复出血，出现宫缩、早产、胎膜早破等，最好择期分娩。该患者已孕35$^+$周，有阴道出血症状，因此拟于入院后第二天行剖宫产终止妊娠。

2. 术前准备：①产科：安排高年资产科医师上台手术（主任医师1名＋副主任医师2名），同时台下备产科快速反应团队以备实施抢救（主任医师1名负责台下抢救的指挥＋主治医师1名协助抢救＋住院医师1名负责外联＋住院医师1名负责记录抢救情况）；②介入科：准备术前放置腹主动脉球囊以减少术中出血；③麻醉科：术前麻醉科内讨论会诊，安排高年资麻醉医师上台负责手术麻醉及术中呼吸和循环的管理，术前行深静脉穿刺及桡动脉穿刺；④血库充分备血：备同型红细胞悬液10 U、血浆2000 mL；⑤妇科：经验丰富的妇科医师术前参与讨论，视术中情况酌情上台协助手术，避免副损伤；⑥泌尿外科：剖宫产术前行膀胱镜检查并行双侧输尿管支架放置，同时查看胎盘植入是否侵及膀胱，必要时上台协助手术；⑦超声科：术中再次行床旁超声，协助子宫切口定位；

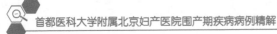

⑧药剂科：备足抢救用药（纤维蛋白原大于 20 g、凝血酶原复合物大于 2400 U）；⑨新生儿科：预防早产及胎儿娩出困难，准备新生儿复苏；⑩手术室：术前手术体位摆分腿位，臀下放置集血袋，行深静脉穿刺及桡动脉穿刺后，开放 2 条外周静脉通路，手术室准备加压输液器材、温血仪、宫纱、大纱垫、尿管、宫腔球囊、自体血回输设备、卡贝缩宫素、欣母沛、纤维蛋白原及凝血酶原复合物；⑪医务科：手术前到场行政协调指挥。

3. 手术方案：子宫切除术是 PAS 明确的手术治疗方法，在诊断、随访和后续治疗都困难的大多数中、低收入国家中，择期剖宫产术的同时行子宫切除术是最安全，也是最常用的方法。而成功的保守治疗可保留 PAS 孕妇的生育能力、减少心理不良影响。保守治疗应结合 PAS 孕妇个体需求及当地医疗水平选择，无论最终采用哪种方法，都应准备相关的设备和手术团队，以满足紧急子宫切除术的需要。PAS 术中控制出血的方法包括使用氨甲环酸、介入性球囊阻断术、自体血回收，以及髂内动脉结扎术（其益处与球囊阻断术相似，但没有证据显示结扎血管能减少孕妇的出血量或降低输血量）与胎盘剥离和宫缩剂的使用（PAS 择期剖宫产术胎盘没有自然剥离时，推荐不使用宫缩剂、不尝试剥离胎盘而直接切除子宫）。但是对于有强烈保留生育力愿望的孕妇，剖宫产术后子宫切除与否，有必要进行个性化选择及处理。可以通过术前腹主动脉球囊介入阻断、手术中应用止血带等综合措施，在阻断子宫周围血流的前提下，将植入部位的胎盘尽量取出，再采取不同的缝合方式 [单个或多个方形缝合法（haemostatic multiple square sutures）、水平峡部 – 宫颈压迫缝合法（two isthmic-cervical compression suture）、子宫下段平行垂直压迫缝合法（two parallel vertical compression sutures）、峡部 – 宫颈环状压迫缝合法（circular isthmic-cervical compression sutures）等] 控制出血，以保留子宫，逐渐减少手术出血量，避免术后出血等并发症。

该病例系年轻女性（32 岁），与患者充分沟通后保留生育功能愿望仍强烈，术中做好子宫全切准备，酌情保留子宫。为便于扩大手术范围或改变手术方式，皮肤取纵切口，术中充分下推膀胱，因 B 超示胎盘呈反 C 形自后壁卷向前壁，超越宫口 11 cm，术前联系床旁超声再次定位子宫切口，尽量避开胎盘。胎儿娩出后应用缩宫素、欣母沛、卡贝缩宫素等促进宫缩药物，尿管捆扎子宫下段，等待胎盘自然剥离，若胎盘局部不能剥离行局部楔形切除后提拉缝合。可能涉及的手术方式包括局部 8 字缝合、子宫下段捆扎缝合、宫纱填塞术、子宫动脉上行支结扎、子宫动脉下行支结扎、双侧髂内动脉结扎、B-Lynch 缝合术、子宫下段横行环状压迫缝合等。术中充分估计出血量，若术中出血达到 3000 mL 并有活动性出血，请妇科医师上台协助止血及切除子宫。

四、术中情况

根据手术预案进行充足的术前准备后，按计划纵切口开腹。术中见子宫下段膨隆，子宫表面有粗大蚯蚓状迂曲血管。充分下推膀胱后，因前壁胎盘位置过高无法避开胎盘，打洞娩出胎儿，胎儿评分好，交台下新生儿科。胎儿娩出后充盈腹主动脉球囊，同时给予缩宫素及欣母沛宫壁肌内注射，尿管捆扎子宫下段，见胎盘粘连并植入，不能自然剥离，宫颈管内充满胎盘组织。小心剥离胎盘后，局部 8 字间断缝扎止血，同时给予卡贝缩宫素 100 μg 入壶、欣母沛 250 mg 宫体肌内注射 15 分钟后重复给药等促进宫缩治疗，仍有活动性出血，行双侧子宫动脉上行支及子宫动脉下行支结扎术后好转，行宫纱填塞术。缝合子宫切口后，观察臀下集血袋中仍有缓慢的活动性出血，给予双侧髂内动脉结扎术后出血渐止，放置腹腔引流，常规关腹。当术中估计出血量达到 1000 mL 且仍有活动性出血时，开始给予输血治疗。该患者术中生命体征较平稳，出血量 1800 mL，尿量 240 mL；输入晶体液 2600 mL、胶体液 500 mL、红细胞悬液 800 mL，自体输血 461 mL、血浆 800 mL。

五、术后情况

术后给予抗生素预防感染、缩宫素静脉滴注促进宫缩、补液支持等治疗；持续心电监护 24 小时。术后 24 小时顺利取出输尿管支架；术后 48 小时顺利取出宫腔纱条、拔除腹腔引流管及深静脉穿刺管；术后 5 天患者痊愈出院。术后 42 天复查，恢复良好。

六、病例特点

患者系经产妇，无不良孕产史，无宫腔操作史。孕期除胎盘位置异常外，无其他合并症、并发症。孕 35$^+$ 周先兆早产入院后，B 超首次提示可疑胎盘植入，需紧急制定分娩预案。多学科合作完成手术，手术顺利，术后恢复良好。

病例 2　凶险型前置胎盘

病历摘要

患者，女，36 岁；G$_4$P$_1$，剖宫产再孕。主因"停经 35^{+6} 周，凶险型前置胎盘计划手术"，于 2019 年 5 月 29 日入院。

患者平素月经规律，5 ～ 7 天 /23 天，月经量中，无痛经。LMP 2018-9-20，EDC 2019-6-27。停经 37 天查尿 hCG 阳性，根据早孕 B 超核对孕周无误，孕早期平顺。孕 32 周前于外院产检，因为高龄产

笔记

妇,行 NIPT 提示低风险。孕 18 周始觉胎动,持续至今。孕 23 周
B 超提示胎盘低置状态,完全覆盖宫颈内口。孕期血压、血糖均正
常。孕 30 周 B 超提示"完全性前置胎盘,胎盘位于后壁,胎盘下缘
越过宫颈内口约 4.8 cm"。孕 31$^+$ 周时因少量阴道出血,入院行硫酸
镁静脉滴注、地塞米松促肺及抗生素预防感染等治疗后症状消失。
孕 34$^+$ 周起由外院高危转诊,转至我院继续产检。孕 34$^+$ 周(2019-5-
21)我院 B 超提示"胎盘位于后壁卷向前壁,下缘超越宫颈内口约
4.5 cm,子宫前壁下段肌层局部变薄,血流信号增多,不除外胎盘植
入",磁共振检查(2019-5-24)提示"完全型前置胎盘,信号欠均匀,
不除外局部植入;子宫前壁下段血流丰富"。现孕 35^{+6} 周,患者无
腹痛及阴道出血等症状,入院计划剖宫产终止妊娠。身高 160 cm,
孕前体重 55 kg,体重指数 21.5 kg/m^2,孕期增重 16 kg。否认高血压、
心脏病史,否认肝炎、结核等传染病病史;继往 G$_3$P$_1$,2006 年因巨
大儿活跃期停滞于外院行剖宫产娩一女活婴,4100 g,现体健,术后
恢复良好,2008 年、2013 年两次孕早期人工流产;否认外伤史及输
血史。

【入院查体】

体温 36.1℃,脉搏 86 次 / 分,血压 120/70 mmHg,心、肺听诊
无明显异常。腹软,无压痛、反跳痛及肌紧张。肝、脾肋下未触及,
双下肢无明显水肿。宫高 33 cm,腹围 98 cm,估计胎儿体重 2700 g,
先露浮,子宫放松好,未及明显宫缩,胎心 140 次 / 分。未行内诊检
查及骨盆内测量,骨盆外测量 TO=8.5 cm,耻骨弓 90°。

【辅助检查】

B 超(2019-5-21)提示胎盘位于后壁卷向前壁,下缘超越宫颈
内口约 4.5 cm,子宫前壁下段肌层局部变薄,血流信号增多,不除

外胎盘植入；磁共振检查（2019-5-24）示完全型前置胎盘，信号欠均匀，不除外局部植入；子宫前壁下段血流丰富。

超声评分系统评估胎盘植入评分为 9 分：胎盘位置 2 分、胎盘后低回声带 1 分、膀胱线 1 分、胎盘陷窝 2 分、胎盘基底部血流信号 2 分、剖宫产史 1 分。

【入院诊断】

孕 4 产 1，孕 35^{+6} 周，臀位；凶险型前置胎盘；剖宫产再孕；胎盘植入？

分析讨论

一、鉴别诊断

该病例需要与完全性前置胎盘不伴胎盘植入相鉴别。孕 34$^+$ 周 B 超显示胎盘位于后壁卷向前壁，下缘超越宫颈内口约 4.5 cm，子宫前壁下段肌层局部变薄，血流信号增多，不除外胎盘植入；磁共振检查也提示胎盘组织与肌层分界不清。胎盘植入的超声评分高达 9 分，高度可疑胎盘植入。术中见胎盘无法自然剥离，部分胎盘组织与子宫壁紧密粘连，小心剥离后创面出血活跃，术后胎盘病理结果明确诊断为胎盘植入。

二、诊疗思路

1. 孕期监测：筛查的目标人群是具有 PAS 高危因素者，包括高龄、多胎、有子宫手术史（包括刮宫手术、辅助生殖技术和剖宫产术史）等。其中既往剖宫产术史伴有前置胎盘者 PAS 的发生风险最高。因此，超声检查发现前壁低置胎盘（妊娠 16 周后胎盘边缘距子宫颈内口＜2 cm）或前置胎盘，并伴有既往剖宫产史者，应转给有经验的医师或医疗机构进行进一步诊断。患者系剖宫产再孕,且有两次宫腔操作病史,存在前置胎盘及胎盘植入的高危因素。患者孕23周起B超提示完全性前置胎盘,但多次B超未提示植入,孕期按照完全性前置胎盘进行监测和处理。孕31$^+$周患者出现阴道出血症状,使用抗生素预防感染、硫酸镁静脉滴注及地塞米松促胎肺成熟后症状消失。因高危妊娠,由外院转至我院产检。我院B超首次提示可疑胎盘植入,当时阴道无活动性出血,行磁共振检查以协助诊断,同时使用B超胎盘植入评分为9分。患者无先兆早产、阴道出血等症状,病情平稳,故制定分娩预案后在严密监测下期待至36周后终止妊娠。

2. 病情评估:高危转诊至我院后即进行科内讨论,并按照流程进行高危孕产妇上报工作,在严密监测病情的前提下,期待至孕36周后终止妊娠。孕35^{+6}周收入院,入院后即启动院内会诊,对病情及预后进行评估发现胎盘植入可能性大。入院时无阴道出血等症状、生命体征平稳,拟于36周后行剖宫产终止妊娠。入院后按照高危上报流程上报医务科,提请全院会诊,制定分娩预案。

3. 分娩预案的制定:该患者入院后,医务科组织多学科会诊并共同讨论制定分娩预案,参加科室包括产科、新生儿科、妇科、泌尿外科、超声科、放射科、介入科、麻醉科、手术室、药剂科及输血科。

三、预案内容

1. 手术时机:PAS的择期手术孕妇较紧急剖宫产术孕妇的并发症的发生率低,不同医疗机构会推荐于PAS孕妇妊娠34～36周或36～38周分娩。但如果孕妇有产前出血,特别是反复出血,出现宫缩、早产、胎膜早破等,最好择期分娩。

该患者无其他产科合并症及并发症,无先兆早产及胎膜早破,经多学科会诊后，决定于孕 36^{+4} 周择期剖宫产终止妊娠。

2. 术前准备：①产科：安排高年资产科医师上台手术（主任医师 1 名＋副主任医师 2 名），同时台下备产科快速反应团队以备实施抢救（包括主任医师 1 名负责台下抢救指挥＋主治医师 1 名协助抢救＋住院医师 1 名负责外联＋住院医师 1 名负责记录抢救情况）；②介入科：准备术前放置腹主动脉球囊以减少术中出血；③麻醉科：术前麻醉科科内讨论会诊，安排高年资麻醉医师上台负责手术麻醉及术中呼吸和循环的管理，术前行深静脉穿刺及桡动脉穿刺；④血库充分备血：备同型红细胞悬液 10 U、血浆 2000 mL；⑤妇科：经验丰富的妇科医师术前参与讨论，视术中情况酌情上台协助手术，避免副损伤；⑥泌尿外科：剖宫产术前行膀胱镜检查并行双侧输尿管支架放置，同时查看胎盘植入是否侵及膀胱，必要时上台协助手术；⑦超声科：术中再次行床旁超声，协助子宫切口定位；⑧药剂科：备足抢救用药（纤维蛋白原大于 20 g、凝血酶原复合物大于 2400 U）；⑨新生儿科：预防早产及胎儿娩出困难，准备新生儿复苏；⑩手术室：术前手术体位摆分腿位，臀下放置集血袋，行深静脉穿刺及桡动脉穿刺后，开放 2 条外周静脉通路，手术室准备加压输液器材、温血仪、宫纱、大纱垫、尿管、宫腔球囊、自体血回输设备、卡贝缩宫素、欣母沛、纤维蛋白原及凝血酶原复合物；⑪医务科：手术前到场进行行政协调指挥。

3. 手术方案：充分沟通后患者保留生育功能愿望仍强烈，术中做好子宫全切准备，酌情保留子宫。①取原剖宫产切口进腹（横切口）；②术中充分下推膀胱；③因 B 超示胎盘呈反 C 形，自后壁卷向前壁，超越宫口 4.5 cm，术前联系床旁超声再次定位子宫切口，尽量避开胎盘；④胎儿娩出后应用缩宫素、欣母沛、卡贝缩宫素等促进宫缩药物；尿管捆扎子宫下段，等待胎盘自然剥离；⑤若胎盘局部不能剥离，行局部楔形切除后提拉缝合；⑥可能涉及的手术方式包括：局部8字缝合、子宫下段捆扎缝合、宫纱填塞术、子宫动脉上行支结扎、子宫动脉下行支结扎、双侧髂内动脉结扎、B-Lynch缝合术、单个或多个方形缝合法、水平峡部－宫颈压迫缝合法、子宫下段平行垂直压迫缝合法、峡部－宫颈环状压迫缝合法等；⑦术中充分估计出血量，若术中出血达到3000 mL并有活动性出血，请妇科医师上台协助止血及切除子宫。

四、术中情况

根据手术预案进行充足的术前准备（包括手术物品的准备及核对、静脉通路的开放、腹主动脉球囊放置和膀胱镜检查＋双侧输尿管支架置入术）后，按计划沿原剖宫产切口进腹。顺利进腹后见子宫下段膨隆饱满，表面可见怒张的血管呈蚓状分布，下段可见轻度粘连。充分下推膀胱后，选择子宫下段横切口（根据术前B超及磁共振提示尽量靠近右侧，避开胎盘），娩出胎儿顺利，胎儿评分好，交台下新生儿科。胎儿娩出后充盈腹主动脉球囊，吸尽羊水后予子宫壁肌内注射缩宫素20 U及欣母沛250 μg，胎盘大部分自然剥离，子宫下段前壁与胎盘有大约2 cm×3 cm粘连，人工完整剥离。因剥离面活动性出血且宫体收缩欠佳，给予卡贝缩宫素100 μg入壶，加强宫缩的同时导尿管捆扎子宫下段，迅速缝合子宫切口。撤除捆扎的尿管后子宫下段仍有活动性出血，行宫腔填纱术。缝合子宫后可见膀胱后壁与子宫下段之间增粗的血管有活动性出血，缝扎止血。观察术中各个创面无出血，臀下集血器中出血量无明显增多，留置腹腔引流管后常规关腹。术中估计出血量达到1000 mL仍有活动性出血时，开始给予输血治疗。

患者术中生命体征较平稳，出血量2000 mL，尿量290 mL；输入晶体液 2800 mL、胶体液 500 mL、红细胞悬液 800 mL，自体输血 209 mL、血浆 200 mL。

五、术后情况

术后给予抗生素预防感染、缩宫素静脉滴注促进宫缩、补液支持等治疗，持续心电监护 24 小时。24 小时顺利取出输尿管支架，48 小时顺利取出宫腔纱条、拔除腹腔引流管及深静脉穿刺管，术后引流量共计 230 mL。术后 5 天患者痊愈出院，42 天复查，恢复良好。

六、病例特点

患者系剖宫产再孕，另有两次宫腔操作病史，孕期除胎盘位置异常外，无其他合并症、并发症。孕 34+ 周 B 超首次提示可疑胎盘植入，患者无症状，制定分娩预案后，按计划 36+ 周行剖宫产终止妊娠。多学科合作完成手术，手术顺利；术后恢复良好。

病例点评

1. 病例比较见表 10-2。

表 10-2　病例 1 和病例 2 的比较

项目	病例 1	病例 2
高危因素	无	有（高龄产妇、1 次剖宫产史、2 次宫腔操作史）
诊断孕周	孕 35+ 周	孕 31+ 周
诊断方法	超声检查＋磁共振检查	超声检查＋磁共振检查
超声评分	12 分	9 分
产检机构	三级妇幼保健机构	二级转诊至三级妇幼保健机构
分娩孕周	孕 35+ 周	孕 36+ 周
皮肤切口	脐下正中纵切口	耻骨联合上 2 cm 横切口

（续表）

项目	病例1	病例2
手术方式	子宫下段纵切口剖宫产＋双侧子宫动脉上行支、下行支结扎术＋宫纱填塞术＋双侧髂内动脉结扎术	子宫下段横切口剖宫产＋双侧子宫动脉上行支、下行支结扎术＋双侧髂内动脉结扎术＋宫纱填塞术
出血量	1800 mL	2000 mL

2. 识别高危因素：病例2患者系高龄产妇，且有1次剖宫产和2次宫腔操作史，有明确的高危因素，胎盘为后壁卷向前壁植入于子宫瘢痕处，形成了凶险型前置胎盘伴植入。病例1患者32岁，只有一次自然分娩的生育史，没有明确胎盘植入的高危因素。

3. 孕期监测，多学科会诊：为改善母儿不良结局，应当将PAS孕妇转入三级诊疗中心，并启动多学科诊疗合作模式，对于可能涉及膀胱和宫旁组织的手术操作，应做好随时联合泌尿外科进行手术的准备工作。

4. 术前准备及术中情况：产前诊断为PAS、前壁的前置或低置胎盘伴植入、胎盘上缘不在子宫下段时，推荐选择下腹正中腹壁切口。病例1为第一次腹腔手术，为便于术中扩大手术范围，取下腹壁正中切口；病例2患者原有腹壁切口为横切口，考虑到患者感受，术前充分评估风险后，取原切口（横切口）开腹。病例1和病例2胎儿娩出后均行促进宫缩治疗、子宫血管结扎及宫腔填纱等操作，成功保留了子宫。当术中估计出血量达到1000 mL，仍有活动性出血时，开始给予输血治疗（均进行了自体血回输）。积极规范地处理产后出血有助于维持术中血流动力学的稳定，有助于手术的顺利进行，可有效改善患者预后。

笔记

参考文献

1. 戴毅敏，李强，胡娅莉. 对"FIGO 胎盘植入疾病诊治指南（2018）"的解读. 中华妇产科杂志，2019，54（6）：429-432.

2. JAUNIAUX E，BHIDE A，KENNEDY A，et al. FIGO consensus guidelines on placenta accreta spectrum disorders：prenatal diagnosis and screening.Int J Gynaecol Obstet，2018，140（3）：274-280.

3. JAUNIAUX E，CHANTRAINE F，SILVER R M，et al. FIGO consensus guidelines on placenta accreta spectrum disorders：epidemiology.Int J Gynaecol Obstet，2018，140（3）：265-273.

（孔丽君）

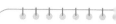

011　绒毛膜血管瘤（胎盘血管瘤）1 例

绒毛膜血管瘤又名胎盘血管瘤，是一种以胎盘弥漫绒毛毛细血管数增多为特征，起源于绒毛间胚叶组织或绒毛血管母细胞组织的原发性非滋养细胞肿瘤，较为罕见。在妊娠中发生率为 0.5% ~ 1%。绒毛膜血管瘤可以发生在胎盘的任何部位，以胎盘子面多见。大多数单发且体积小，多无临床意义，预后良好，但罕见病例也可合并母儿并发症，导致不良妊娠结局，临床中应予以重视。目前，胎盘血管瘤具有多变性及不可预见性。临床中，需加强母儿监测，预防胎儿并发症及不良妊娠结局。

病历摘要

患者，27 岁，G_2P_0，因"孕 37^+ 周，见红伴规律下腹痛 3 小时"入院。

患者孕期平顺。孕早期未提示胎盘异常。孕 23 周超声提示前壁胎盘处可见 2.8 cm × 2.6 cm × 0.7 cm 实质性为主的混合性回声光团，边界清晰，其内可见条索状强回声，考虑胎盘绒毛膜血管瘤不排除。孕 30 周超声提示胎盘位于子宫底，厚 3.5 cm，实质内可见散在强回声光点；前壁胎盘处可见 3 cm × 3.2 cm × 1.0 cm 实质性为主的混合性回声光团，边界清晰，其内可见条索状强回声，胎盘绒毛膜血管瘤不排除；羊水指数 10 cm。孕晚期加强胎心监测，超声监测胎儿，羊水及胎盘均无明显变化。既往体健,2 年前曾因早孕行人工流产术 1 次。

【入院查体】

体温 36 ℃,脉搏 80 次/分,呼吸 21 次/分,血压 120/80 mmHg,心、

肺听诊未见异常，双下肢水肿（＋）。宫高 32 cm，腹围 100 cm，胎方位 LOA，胎心率 140 次 / 分，宫缩规律 30 ～ 40 秒 /3 分钟；S= +2；宫颈管消失，宫口开大 8 cm，胎膜完整。

【影像学检查】

孕 37 周超声（图 11-1）提示胎盘位于子宫底，厚 3.5 cm，实质内可见散在强回声光点；前壁胎盘处可见 4 cm×4.2 cm×1.5 cm 实质性为主的混合性回声光团，边界清晰，其内可见条索状强回声；羊水最大深度 5.1 cm，羊水指数 11 cm。彩超诊断示头位，胎盘成熟度Ⅱ度，以实质性为主的混合性回声光团，胎盘绒毛膜血管瘤不排除。

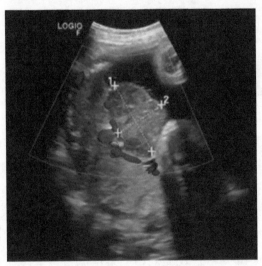

图 11-1　孕 37 周超声

【治疗】

患者入院后立即送入产房，产程进展顺利，自然分娩一女活婴，外观发育正常，脐绕颈 1 周（紧），羊水清。出生后 1 分钟 Apgar 评分 10 分，身长 48 cm，体重 3400 g；5 分钟后胎盘、胎膜娩出完整，胎盘大小 26 cm×24 cm×3 cm，重 560 g；母体面侧缘有一 4 cm×5.2 cm×2 cm 大的实性包块，有完整包膜，切面呈紫红色，鱼肉样，有丰富血管。

患者产后 2 日出院。产后胎盘病理报告示为胎盘绒毛膜血管瘤。

治疗原则主要为围产期监测胎盘、羊水、胎儿情况，必要时监测胎儿心功能。不同大小、生长部位和生长速度的血管瘤对母婴有不同影响，国外文献建议超声提示（产科超声、胎儿心功能）胎盘绒毛膜血管瘤患者应每 3～4 周监测一次为宜，而肿瘤较大者（＞5 cm）需要每 1～2 周监测一次。胎儿心功能不全的几项参数指标：①心／胸面积值大于 0.33；②下腔静脉逆向血流流速增加；③异常脐静脉搏动征；④三尖瓣反流征；⑤心室缩短分数降低。

孕期干预：妊娠期是否干预主要取决于胎儿症状及胎龄。如果妊娠晚期出现并发症，应考虑终止妊娠。宫内输血和羊膜腔穿刺是两个最常见的治疗方法。但上述两种方法并不影响血管瘤内动静脉分流的病理生理过程。因此，国外文献报道，可通过阻断胎盘绒毛膜瘤内动静脉分流进行治疗，预防因血流动力学障碍引起的不良妊娠结局。

【出院诊断】

孕 37$^+$ 周，LOA 分娩；脐绕颈 1 周（紧）；胎盘绒毛膜血管瘤。

【常见并发症】

并发症与肿瘤血流多少有紧密关系，肿瘤内动、静脉吻合可能破坏胎儿体内循环，导致胎儿生长发育受限（30%）；过多的血液循环可使胎儿心脏负担加重，导致胎儿心、肝肥大，心力衰竭及羊水过多（18%～35%）；可使胎盘早剥、胎盘后血肿（4%～16%）增大。当脐动脉部分血液形成动 - 静脉分流时，可引起胎儿 - 胎盘灌注减少，使血管瘤微循环缺血，形成栓塞，甚至发生 DIC，胎儿出现全身凹陷性水肿，因贫血性心脏病、低蛋白血症性肾功能衰竭而死亡（7.8%～15%）。

【预后】

一般母儿预后良好，罕见病例可合并母体羊水过多、血小板减少症；胎儿可发生非免疫性水肿、胎儿心力衰竭、胎儿溶血性贫血，以及生长受限、早产、围产期死亡等严重合并症。

分析讨论

一、病例特点

本病例中胎盘血管瘤单发，体积小，孕期加强监测，无母儿合并症。孕期患者无自觉症状及阳性体征，诊断主要依据超声影像学。孕期和分娩期均需加强监测。产后胎盘注意在病历中详细描述，同时送病理以明确诊断。

二、诊疗思路

关于绒毛膜血管瘤妊娠期诊疗指南，国内外尚无专家共识，可能与病例罕见有关。

本例胎盘绒毛膜血管瘤体积较小，孕期监测生长缓慢，未合并羊水量、胎盘血流及胎儿生长发育异常。患者顺利自娩，母儿预后良好。但回顾文献，当妊娠合并较大胎盘绒毛膜血管瘤时，胎儿的病死率增加。有报道发现孕期绒毛膜血管瘤快速增大，直径＞4 cm后，胎儿可能出现贫血、水肿，甚至死亡。1例孕期超声监测提示血管瘤生长缓慢，未合并羊水过多及水肿的胎儿预后良好。Batukan报道1例孕22周诊断的胎盘巨大胎盘绒毛膜血管瘤，孕26周自发破裂、出血，导致胎死宫内。Harigaya等报道1例直径＞7 cm的绒毛膜血管瘤，胎儿早产并伴有严重的脑室周围白质软化，病理及尸检提示血管瘤造成的胎盘血液分流使胎儿长期处于慢性缺氧状态。1例病例报道发现胎盘巨大血管瘤致产后失血性休克，因胎盘与血管瘤大面积附着，胎盘剥离后子宫壁大量血窦开放，导致产后出血。因此，较大的血管瘤（直径＞5 cm）可造成羊水过多、早产、胎儿心力衰竭、胎儿微血管溶血性贫血等，是造成胎儿或新生儿非免疫性水肿的潜在因素之一。

学者分析胎盘血管瘤致胎儿水肿的原因可能为较大的胎盘血管瘤使胎儿处于高循环动力状态，以及红细胞在血管瘤中发生微血管溶血致胎儿贫血。胎儿高循环动力状态和贫血可导致胎儿心力衰竭，静脉压增高，毛细血管有效滤过压增大而导致胎儿水肿。

因此临床上诊断绒毛膜血管瘤时，关键在于超声监测其大小、部位及血供等。较小的胎盘绒毛膜血管瘤无须特别处理，适当增加产前检查次数即可。若彩超提示肿瘤直径≥5 cm，则需引起重视，应动态监测肿瘤生长、羊水量、脐血流、胎儿生长曲线、生物物理评分及胎心监护情况。警惕孕期发生胎儿水肿、贫血及心力衰竭。必要时完善胎儿颅内血管超声、超声心动及心功能以检查评估胎儿宫内状态，PSV检查是评估胎儿严重贫血敏感度较高的无创性检查。如果PSV大于1.5 MoM，应考虑胎儿贫血。

妊娠合并绒毛膜血管瘤（图11-2）的分娩时机及分娩方式主要取决于妊娠期间母儿合并症严重程度及孕周。如孕期无明显异常及合并症，可期待自然临产并经阴道分娩，应警惕产后出血并做好措施。如出现上述母胎异常情况，充分评估病情后根据孕周宜适时终止妊娠，可改善预后。

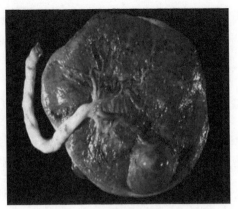

图 11-2　妊娠合并绒毛膜血管瘤

三、鉴别诊断

主要为超声影像学鉴别。①胎盘静脉血池：胎盘实质内不规则低回声，内见细点状回声如泥沙样蠕动，定期复查体积变化不明显。②副胎盘：为一胎盘的副叶，与主胎盘相间隔并有血管相通，内部回声及血流显像与主胎盘一致。③胎盘畸胎瘤：在胎盘的羊膜和绒毛膜之间，呈圆形或椭圆形，表面光滑，其内部回声为多种多样的囊实性，内有强光团，后方伴声影。④胎盘早剥、血肿形成：胎盘与子宫壁之间呈不规则高回声或中低回声，超声血流图示胎盘及子宫壁间无血流信号；⑤胎盘囊肿：在胎盘的胎儿面，向羊膜腔突出，亦可发生在胎盘的母面及实质中，有包膜，内呈均匀无回声，CDFI示内部无血流信号。

📋 病例点评

直径＞5 cm 的绒毛膜血管瘤可导致胎盘绒毛血循环异常，引起母体及胎儿一系列的并发症。肿瘤越大、越近脐带胎盘入口处，其并发症发生的危险性越大。作为产科医生，需要了解其超声影像学

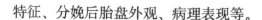

特征、分娩后胎盘外观、病理表现等。

1. 超声影像学：常见类型的图像显示存在中等回声或者实性低回声，边界清晰，为椭圆形或者圆形，较胎盘回声更低；瘤体回声均匀，大小为（5.17±0.79）cm；彩色多普勒超声显示瘤体存在血流信号（大小不一），形状为网格状、分支状、树状等。特殊类型的超声图像显示中等回声或者实性低回声存在于胎盘实质，形状为椭圆形或者圆形，边界较为清晰，相比胎盘回声更低，瘤体大小为（3.74±0.95）cm，回声均匀，彩色多普勒超声发现瘤体中粗大血流信号一条。

2. 肉眼观察：瘤体多为实性或半实性，边界清楚，有或无包膜，单发或多发微小血管瘤直径＜1 cm，大血管瘤直径≥5 cm，肿瘤可能从胎儿面向外突起，少数情况下瘤体取代胎盘小叶突向母体面。瘤体多数情况下位于胎盘组织内，只有在切面才能看到，少数可以位于胎膜内。切面暗红或者灰红。

3. 病理特征：显微镜下见肿物位于绒毛膜板下及绒毛间。血管和不等量的间质成分膨胀性生长，压迫周围组织形成肿块，被覆滋养细胞变薄。肿瘤组织由毛细血管、间质细胞和披覆的滋养细胞组成，其中血管为海绵状血管和毛细血管，间质或多或少，镜下血管通常为小的毛细血管，部分呈海绵状血窦样结构。极少病例可富于细胞并出现非典型性改变，核分裂象增加似肉瘤样形态，但生物学行为仍为良性。

参考文献

1. DAS R，SUBEDI N，GURUNG G. Chorioangioma of placenta. JNMA J Nepal Med Assoc，2017，56（208）：472-474.

2. KIM A，ECONOMIDIS M A，STOHL H E. Placental abruption after amnioreduction for polyhydramnios caused by chorioangioma.BMJ Case Rep，2018，5：bcr2017222399.

（黄诗韵）

012 妊娠合并前置血管 1 例

前置血管是一种很少见的产科疾病，指胎儿血管穿越胎膜位于宫颈内口。前置血管归为前置胎盘范畴。与前置血管相伴的危险因素与胎盘异常密切相关，前置胎盘、双叶胎盘、副胎盘、多胎妊娠中易伴发前置血管。前置血管的典型临床症状是妊娠晚期无痛性阴道流血，色鲜红，多发生在胎膜破裂时。前置血管发生破裂，导致胎儿失血，可致胎儿窘迫，胎儿死亡率极高，先露部压迫前置血管影响胎儿血供也可危及胎儿生命。由于出血主要来自胎儿，孕妇一般没有生命危险。产前诊断前置血管较困难，超声检查是诊断的主要手段，MRI 亦可明确诊断。产时识别前置血管的要点为阴道检查扪及索状、搏动的血管；胎膜破裂时伴阴道流血，同时出现胎心率变化。

病历摘要

患者，女，29 岁，因"停经 35 周，入院待产"于 2018 年 10 月 11 日入院。

患者平素月经规律，LMP 2018-2-8，孕期超声核对孕周无误。孕期唐氏筛查低风险，血压、血糖正常。孕 22$^+$ 周 B 超提示胎盘位于前、后壁及左侧壁，宫颈内口上方可见一管样回声，连于胎盘前后壁，脉冲多普勒（pulsed wave Doppler，PWD）为静脉频谱，考虑胎盘低置状态，前置血管待除外。后孕期多次超声均提示胎盘低置状态、前置血管。孕 32 周患者入院监测胎心，完成地塞米松促胎肺成熟治疗后出院。现孕 35 周，无产兆，入院待产。既往体健，否认手术、外伤及输血史。

【入院查体】

体温 36.8 ℃，脉搏 80 次 / 分，血压 106/74 mmHg，一般情况好，腹部膨隆，宫高 28 cm，腹围 102 cm，胎心 140 次 / 分，头位，估计胎儿体重 2760 g。

【辅助检查】

实验室检查：血常规（2018-10-12）WBC 7.23×10^9/L，NE 73.7%，HGB 122 g/L，PLT 166×10^9/L。凝血（2018-10-12）FIB 4.42 g/L，D-二聚体 1.12 mg/L。尿常规（2018-10-12）示蛋白阴性，酮体阴性。

影像学检查：B 超（2018-9-16）示单活胎，头位，BPD 7.6 cm，FL 5.7 cm，AC 27.8 cm，AFI 12.2 cm。胎盘位于前、后壁及左侧壁，下缘距离宫颈内口约 1.5 cm，宫颈内口上方可见一管样回声，连于胎盘前后壁，PWD 为静脉频谱。

其他检查：胎心监护 NST（+）。

【入院诊断】

孕 1 产 0，孕 35 周，头位；前置血管；胎盘低置状态。

【治疗】

孕 32 周入院完成地塞米松肌内注射促胎肺成熟治疗。孕 35 周入院待产监测胎心及生命体征。孕 36 周行子宫下段剖宫产，术中娩一新生儿 2860 g，Apgar 评分 1 分钟 10 分，5 分钟 10 分，10 分钟 10 分。术中出血 400 mL，探查见沿胎膜走行血管位于宫颈内口。术后患者恢复好，如期出院。新生儿预后良好。

【出院诊断】

孕 1 产 1，孕 36 周，LOA 剖宫产；脐带绕颈一周（紧）；早产；前置血管；胎盘低置。

【常见并发症】

有胎儿窘迫、胎死宫内、新生儿窒息、新生儿缺血缺氧性脑病等风险。

【预防】

做好产前保健，定期行超声检查，及时发现前置血管，避免发生不良预后。

分析讨论

一、病例特点

29 岁，初产妇，孕 35 周，孕期多次超声提示低置胎盘，前置血管不除外。

二、诊疗思路

前置血管病因不清，目前认为其发生多合并一些胎盘或脐带的异常，如前置胎盘、低置胎盘、脐带边缘插入、副胎盘或分叶状胎盘、胎盘粘连或植入等。

孕妇高龄、多胎妊娠、辅助生殖技术等可能增加异常胎盘形成风险，亦为前置血管的独立危险因素。具有高危因素的孕妇孕期应加强筛查，如孕中期超声检查发现胎盘位置较低，可行经阴道彩色多普勒超声检查进一步评估胎盘脐带入口位置与子宫颈内口上方关系，及早明确有无前置血管。

图 12-1 为前置血管。前置血管的治疗非常有挑战性，治疗重点是在胎膜破裂前或临产前尽可能降低胎儿快速失血的风险，即使是紧急剖宫产，胎儿在娩出前失血风险仍然很高。有报道显示，此时的胎儿死亡率可达 56%。所以，治疗的关键是在胎膜破裂前或临产前及时准确的诊断，并行剖宫产，可显著改善胎儿结局。

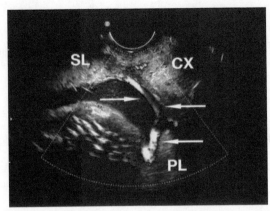

图 12-1　前置血管（箭头）邻近宫颈（CX），连接于胎盘（PL）和副胎盘（SL）

目前治疗尚缺乏统一标准，多数基于产科医师的临床经验。参考美国纽约当地医院的诊疗步骤：①避免阴道检查和性交；②若出现胎儿生长受限需进行一系列的 B 超检查监测生长发育指标；③孕晚期产检需检查是否存在脐带压迫；④孕 32 周住院行促胎肺成熟治疗，监测胎儿情况及产妇临产情况；⑤住院监测直至分娩；⑥在临产或胎膜早破前行剖宫产；⑦有些医师会在 35～36 周行羊膜腔穿刺确定胎肺成熟后选择分娩，但此举会增加胎膜早破、临产和紧急剖宫产的风险。有些医师认为不论胎肺是否成熟，在 35～36 周均应选择分娩，因孕 32 周已行促胎肺成熟治疗，且胎膜早破和临产的发生风险更低。

根据中华医学会妇产科学分会提出的指南，产前已明确诊断前置血管的孕妇，应在具备母儿抢救条件的医疗机构待产，妊娠达 34～35 周应及时剖宫产终止妊娠。若发生前置血管破裂，胎儿存活，应立刻剖宫产终止妊娠。若胎儿已死亡，则选择阴道分娩。

本病例为预防早产胎肺发育不成熟，产妇孕 32 周入院完成地塞米松肌内注射促胎肺成熟治疗。根据指南和文献经验报道，产妇于孕 35 周收入院严密监测胎心示胎心、胎动好，无腹痛，无阴道流血、流液，无产兆，严密监测下延长孕周至孕 36 周行子宫下段剖宫产术，母儿结局良好。

三、鉴别诊断

1. 胎盘早剥：阴道出血伴腹痛，子宫有压痛，可硬如板状，宫底升高，宫缩间歇期子宫不放松，胎心常有减速甚至胎心消失，B超示胎盘与子宫壁间有边缘不清的液性暗区，为胎盘后血肿。

2. 前置胎盘：胎盘附着于子宫下段，其下缘达到或覆盖宫颈内口，位置低于胎儿先露部，没有穿行于胎膜走行到宫颈的血管。B超有助于鉴别。

病例点评

该患者自孕22[+]周开始B超一直提示低置胎盘，前置血管不除外，孕32周完成促胎肺成熟。英国皇家妇产科学院建议在孕35～37周行剖宫产，而我国诊疗指南建议孕34～35周行剖宫产终止妊娠。患者孕期平顺，血压、血糖正常，胎动好，无腹痛，无阴道流血、流液，期待尽量延长孕周，孕35周收入院，每日严密监护，预防前置血管破裂，做好前置血管破裂、胎儿存活，即刻剖宫产应急预案。患者病情平稳，孕36周时行子宫下段剖宫产术，预后良好。此症诊断主要依据超声检查，孕晚期做好分娩前应急预案最为重要。

参考文献

1. 中华医学会妇产科学分会产科学组. 前置胎盘的临床诊断与处理指南. 中华妇产科杂志，2013，48（2）：148-150.

2. 吴泉锋，林雪燕，魏玮，等. 前置血管26例临床分析. 中外医学研究，2020，18（9）：128-130.

3. JADHAV A R, BORNSTEIN E. Bleeding during pregnancy. New York：Springer, 2011.

（冯轶）

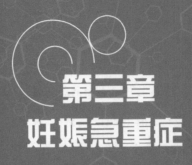

第三章
妊娠急重症

013　羊水栓塞1例

羊水栓塞是由于羊水进入母体血液循环而引起的肺动脉高压、低氧血症、循环衰竭、DIC，以及多器官功能衰竭等一系列病理生理变化的过程。以起病急骤、病情凶险、难以预测、病死率高为临床特点，是极其严重的分娩并发症。发病率（1.9～7.7）/10万，死亡率19%～86%。羊水栓塞是围产期最危重的并发症，是孕产妇死亡的重要病因，70%发生在产程中，11%发生在阴道分娩后，19%发生在剖宫产术中和术后。

典型表现为血压骤降、心脏骤停，急性缺氧，呼吸困难、发绀或者呼吸骤停，凝血功能障碍，无法解释的严重出血。正确使用缩宫素、防止宫缩过强过频，宫缩间歇期进行人工破膜，产程中避免产伤、子宫破裂、子宫颈裂伤等可预防。

笔记

病历摘要

患者，女，34 岁，主因停经 38 周，规律下腹痛 3$^+$ 小时来诊。

我院产检，第一次妊娠，初次产检孕 10 周，共产检 13 次。患者平素月经规律，末次月经 2018-7-26，预产期 2019-5-2。根据平素月经及孕早期 B 超，核对孕周无误。患者孕期平顺，孕期无创 DNA 低风险，孕中期 OGTT 4.30 mmol/L-10.13 mmol/L-8.67 mmol/L，诊断为妊娠期糖尿病，予胰岛素诺和锐 6 单位午餐前注射，4 单位晚餐前注射，控制血糖可，糖化白蛋白 11.23%，糖化血红蛋白 5.00%。孕期血压正常，B 族链球菌（－）。3 小时余前无诱因自觉规律下腹痛，无阴道出血及流液，就诊于我院，内诊宫口开 4 cm。既往子宫肌瘤病史 3 年，2012 年因"宫颈上皮内瘤变 Ⅱ"行宫颈锥切术，具体不详，后复查 TCT 无异常。急诊以"孕 1 产 0，孕 38$^+$ 周，头位临产；妊娠期糖尿病；子宫肌瘤合并妊娠；子宫颈锥切术后"于 2019 年 4 月 24 日 2：30 收入院。

【入院查体】

体温 36.5 ℃，脉搏 82 次 / 分，血压 110/60 mmHg。心脏听诊律齐，无杂音，肺部听诊呼吸音清，无异常，肝、脾肋下未触及，腹部膨隆，无水肿。产科检查见宫高 34 cm，腹围 105 cm，胎心 142 次 / 分，宫缩频，10 分钟 6 次，头位，先露浮，估计胎儿大小 3200 g。内诊见外阴已婚型，阴道通畅，宫口开大 3 cm，胎膜未破。复测骨盆 TO > 8.0 cm。

【辅助检查】

影像学检查：B 超（2019-4-16）示双顶径 8.8 cm，股骨长 7.3 cm，腹围 34.1 cm，羊水指数 10.1 cm，孕妇子宫左侧壁近宫底可见部分外突低回声结节，大小约 9.8 cm×8.7 cm×9.0 cm。

【治疗】

患者 2：30 入产房，查血常规、凝血五项及尿常规，胎心监护示 CST（－），宫缩过频，10 分钟 6 次宫缩，强度（＋）。3：01 胎心突发减速，最低达 80 次 / 分左右，3：02 给予硫酸镁 2.5 g 静脉持续缓慢静脉推注。3：03 胎心恢复至 130 次 / 分，3：05 自然破水，羊水Ⅲ°。3：08 患者突发寒战，出现肢体颤抖，立即停止硫酸镁静脉推注。3：09 胎心再次出现下降，最低至 80 次 / 分，3：10 胎心减慢持续 1 分钟不能恢复，患者仍寒战，指示行心电监护，同时呼叫住院总医师。3：11 住院总医师到场查看患者，胎心最低 60～70 次 / 分，仍未恢复，子宫无放松，呈板状腹，患者腹部皮肤出现散在紫癜样花斑，且逐渐加重，双下肢出现散在紫色花斑，心电监护血压无法测出，患者面色苍白，神志清楚，对答切题，予地塞米松 10 mg 入壶，行术前准备，同时呼叫患者主治医师。3：12 主治医师到场，一同转往手术室，电梯间多普勒持续听胎心 60 次 / 分。

3：16 入手术室，因寒战严重，血压及血氧无法测出，脉搏 110 次/分。电话呼叫值班主任医师及新生儿科医师至手术室参与抢救。患者完成气管插管，但因寒战颤抖严重，外周静脉置管困难，麻醉药物无法进入体内。3：26 麻醉成功，手术开始，切开患者皮肤时血液为暗红色。3：27 胎儿娩出，羊水黏稠、黄色。胎儿娩出后交台下儿科医师抢救，Apgar 评分 1 分钟 6 分（呼吸、肌张力、肤色及反射各减 1 分），5 分钟 9 分（肌张力减 1 分），10 分钟 10 分。新生儿娩出后血压方可测出，血压 131/72 mmHg，脉搏 114 次 / 分，外周经皮血氧饱和度 97%。予乳酸钠林格液 1000 mL 静脉输注。3：30 甲强龙 80 mg 入壶。3：43 血常规结果回报白细胞 11.42×10^9/L，血红蛋白 73 g/L，血小板 71×10⁹/L。3：45 血压 93/38 mmHg，脉搏 113 次 / 分，血氧饱和度 100%。3：51 再次复查血常规，并行血气检查。3：58 血压 84/44 mmHg，脉搏 137 次 / 分，血氧饱和度 100%。因患者血压低，脉搏细速，桡动脉穿刺未成功。4：03 血压 78/43 mmHg，脉搏 153 次 / 分，血氧饱和度 98%，予肾上腺素静脉泵入升压治疗，枕冰帽降低颅脑损伤可能。电话询问凝血结果，告知 FIB 1.82 g/L，TT 18.1 s，PT 16.1 s，APTT 59.9 s。4：05 术毕，血压 85/43 mmHg，脉搏 132 次 / 分，血氧饱和度 99%，术中出血 400 mL，可见凝血块。

4：09 血压 77/32 mmHg，脉搏 166 次 / 分，血氧饱和度 100%。考虑患者自发宫缩过频、自然破膜后突发寒战、皮肤紫癜样花斑，伴低血压，血红蛋白、血小板及纤维蛋白原下降，考虑诊断羊水栓塞。予以罂粟碱 60 mg 入壶。按压宫底，子宫收缩欠佳，阴道出血 1000 mL，可见凝血块。申请 2 单位悬浮红细胞及 400 mL 血浆。同时给予氨甲环酸 1 g 静脉输注，第二次甲强龙 80 mg 入壶。之后严密监测生命体征、血常规、凝血功能、生化、血气、出入量等，积极输血、血浆、纤维蛋白原、凝血酶原复合物，应用肾上腺素、去甲肾上腺素升压等治疗。5：12 患者开始苏醒，5：30 患者清醒，对答切题。6：37 血压 110/61 mmHg，脉搏 80 次 / 分，血氧饱和度 100%。患者生命体征已平稳，6：50 出手术室。术中及输液情况见表 13-1 至表 13-5。

表 13-1　血常规变化

时间	3：28	3：39	4：27	5：16	6：48	10：17	14：29
WBC/（×10⁹/L）	12.77	11.42	19.62	13.31	11.67	15.05	17.65
RBC/（×10¹²/L）	3.52	2.16	2.82	2.21	2.5	2.46	2.36

（续表）

时间	3：28	3：39	4：27	5：16	6：48	10：17	14：29
HGB/（g/L）	119	73	96	74	81	80	77
HCT/%	33	21.8	27.7	20.5	23	22.4	21.3
PLT/（×10⁹/L）	121	71	147	80	63	54	58
NE/%	89.3	80.1	85.5	94.6	94.9	94.4	94
降钙素/（ng/mL）						7.29	
CRP/（mg/L）						42	

表 13-2 凝血功能变化

时间	3：28	3：39	5：16	6：48	10：17	14：29
FIB/（g/L）	5.46	1.82	3.75	4.17	3.65	3.75
PT/s	10.1	16.1	13.4	12.6	11.7	12.1
TT/s	16.1	18.1	19.4	13.9	19.5	19.4
APTT/s	28.5	59.9	53.3	36.8	36	34.8
D-二聚体/（mg/L）	2.02	57.89	80	80	55.08	40.89

表 13-3 血气变化（2019-4-24）

时间	3：28	3：39	5：16	6：48	10：17	14：29
FIB/（g/L）	5.46	1.82	3.75	4.17	3.65	3.75
PT/s	10.1	16.1	13.4	12.6	11.7	12.1
TT/s	16.1	18.1	19.4	13.9	19.5	19.4
APTT/s	28.5	59.9	53.3	36.8	36	34.8
D-二聚体/（mg/L）	2.02	57.89	80	80	55.08	40.89

表 13-4 生命体征变化和升压药物应用

时间	血压 /mmHg	心率 /（次 / 分）	血氧 /%	升压药
2：30	118/71	72		
3：27	131/72	114	97	
3：45	93/38	113	100	
3：58	84/44	137	100	
4：03	78/43	153	98	肾上腺素
4：05	85/43	132	99	肾上腺素
4：09	77/32	166	100	肾上腺素
4：15	87/27	117	98	肾上腺素
4：20	59/30	114	98	肾上腺素
4：26	88/41	97	100	去甲肾上腺素
4：29	54/28	101		去甲肾上腺素
4：37	78/40	98	100	去甲肾上腺素
4：42	106/58	95	100	去甲肾上腺素
4：48	90/44	96	100	去甲肾上腺素
4：50	90/46			去甲肾上腺素
4：54	127/69	96	100	去甲肾上腺素
5：08	128/69	108	100	去甲肾上腺素
5：11	109/58	101	100	去甲肾上腺素
5：17	130/71	98	100	去甲肾上腺素
5：20	140/80	102	100	去甲肾上腺素
5：23	136/75			停止用升压药
5：30	112/63	95	100	
5：45	122/70	90	100	
6：02	119/68	85	100	
6：30	99/56	80	100	
6：37	110/61	80	100	

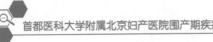
表 13-5　输血及血制品

时间	申请	开始输入
4：09	红细胞 2 U，血浆 400 mL	
4：29		纤维蛋白原 6 g
4：42		红细胞 1 U
4：53		红细胞 1 U
4：59	红细胞 2 U，血浆 400 mL	
5：02		凝血酶原复合物 400 U
5：03		血浆 400 mL（约 20 分钟输完）
5：21		红细胞 2 U
6：02		血浆 400 mL

抢救晶体液总入量 3550 mL（乳酸钠林格液 2000 mL+ 生理盐水 1000 mL+ 氨甲环酸 200 mL+ 纤维蛋白原及凝血酶原复合物共 350 mL）+ 悬浮红细胞 4 单位 + 血浆 800 mL。

【出院诊断】

孕 1 产 1，孕 38+ 周，LOA 剖宫产，弥散性血管内凝血；过敏性休克；羊水栓塞；产后出血（2000 mL）；继发宫缩乏力；妊娠期糖尿病；子宫肌瘤合并妊娠；胎儿窘迫（混合型）；新生儿轻度窒息；宫颈锥切术后。

分析讨论

一、病例特点

本患者为初产妇，有妊娠期糖尿病、妊娠合并巨大子宫肌瘤，自然临产；自发强直宫缩，胎心减慢，自然破膜，羊水Ⅲ°，有羊水栓塞高危因素，并有低血压（表13-4）、凝血功能迅速恶化（表13-2）、产后出血（表13-1）等羊水栓塞的表现，但没有出现典型的低氧血症（表13-3、表13-4）。产妇自身具有较多高危因素，起病急，病情进展迅速。

二、诊疗思路

患者宫缩频繁时自然破膜，自发强直宫缩是羊水栓塞的高危因素，同时有羊水栓塞的部分表现，如颤抖、血压测不出、皮肤紫癜样花斑、外周低氧血症（开皮时见患者出血颜色深，考虑外周低氧血症），随即很快出现凝血功能异常（表13-2）。即刻按照羊水栓塞积极抢救，应用罂粟碱60 mg入壶，甲强龙80 mg入壶，氨甲环酸1 g静脉注射，申请红细胞2 U，血浆400 mL，积极应用血管活性药，输血及凝血物质（表13-4、表13-5），直至全麻苏醒，生命体征平稳，转回病房。

三、鉴别诊断

应逐一排除导致心力衰竭、呼吸衰竭、循环衰竭的疾病，包括肺栓塞、空气栓塞、心肌梗死、心律失常、围产期心肌病、主动脉夹层、脑血管意外、药物引发的过敏性反应、输血反应、麻醉并发症（全身麻醉或高位硬膜外麻醉）、子宫破裂、胎盘早剥、子痫等。特别要注意与产后出血量未准确评估的凝血功能障碍相鉴别。该患者进入产房时自发强直宫缩，胎心减速，随即自然破膜羊水Ⅲ°，静脉推注硫酸镁过程中出现颤抖、皮肤花斑、胎心延长减速，立即行急诊剖宫产手术，当时值班二线医师仅考虑为硫酸镁过敏，未考虑羊水栓塞，其实有一些不典型的羊水栓塞以胎儿窘迫为最初表现，

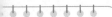

结合其高危因素，应该早些警惕羊水栓塞，并更早应用罂粟碱、甲强龙、去甲肾上腺素等药物抢救。

📋 病例点评

该患者进入产房时自发强直宫缩，胎心减速，随即自然破膜，羊水Ⅲ°，静脉推注硫酸镁过程中出现颤抖、皮肤花斑、胎心延长减速，行急诊剖宫产术，术中见皮下暗红色出血，有外周低氧表现，低血压与出血量不符，凝血功能迅速恶化，血小板迅速下降，考虑羊水栓塞诊断成立。诊断及时。

考虑羊水栓塞，则应更早应用罂粟碱、甲强龙、去甲肾上腺素。最新诊治指南提出羊水栓塞并不是应用促宫缩药物的禁忌证，该患者当时可以应用促宫缩药物止血，处理及时、得当。

该患者抢救过程中输血及凝血物质及时、足量，凝血功能异常很快得到纠正。术中出现低血压，并且考虑为羊水栓塞，应首选去甲肾上腺素纠正低血压，术中和抢救过程中产科医师要有全局把控观念，应关注患者生命体征及血管活性药物的选择和用量。

参考文献

1. 漆洪波.羊水栓塞//谢幸，孔北华，段涛.妇产科学.9版.北京：人民卫生出版社，2019：209-212.

（赵瑞芬）

014　子宫破裂 1 例

　　子宫破裂指在妊娠晚期或分娩期子宫体部或子宫下段发生破裂，是直接危及产妇及胎儿生命的严重并发症。常见原因是瘢痕子宫及先露下降受阻。主要临床表现为腹痛、病理性缩复环及胎心异常。一旦确诊应尽快剖宫产终止妊娠。有既往剖宫产史者试产时的子宫破裂总发生率约为 325/100 000。无瘢痕的妊娠子宫破裂较罕见，估计发生率为 1/20 000 到 1/5700 次妊娠。

　　【临床表现】

　　①胎心异常：目前研究一致报道，子宫破裂的患者突发Ⅱ类和Ⅲ类胎心监护图形，但没有特异的胎心监护图形具有子宫破裂的诊断意义。②血流动力学不稳定：腹腔内出血会导致母体血流动力学迅速恶化（低血压和心动过速）。③宫缩减弱：连续宫缩幅度逐步下降，即所谓的"楼梯征"，但也可能不出现宫缩变弱。④胎先露部回缩。⑤腹痛：子宫破裂可能伴有突发腹痛，但为了控制临产疼痛而实施的椎管内镇痛可能会部分掩盖这种疼痛，硬膜外麻醉下尝试剖宫产后阴道试产（trial of labor after cesarean，TOLAC）的女性可能因未被识别的子宫破裂疼痛而要求增加硬膜外麻醉剂量，并要求频繁给药。⑥阴道出血：子宫破裂时可能发生阴道出血，但不是主要症状，因为即使有腹腔内大出血，阴道出血也可能较为轻微。⑦血尿：如果子宫破裂延伸至膀胱，就可能发生血尿。

　　【常见并发症】

　　1. 母体死亡和并发症：每 500 例子宫破裂发生 1 例孕产妇死亡。14% ～ 33% 的子宫破裂女性接受了子宫切除术；子宫切除术的并发症包括手术损伤（如泌尿道或肠道撕裂伤）、输血和术后感染。

2. 两项关于 TOLAC 的研究显示，从确认胎心率（fetal heart rate，FHR）异常到分娩的时间相隔 ≥ 18 分钟时，新生儿并发症发病率会增加，然而在 18 分钟内分娩并不能完全预测新生儿状况良好。与子宫破裂相关的围产儿死亡率为 5% ~ 6%。子宫破裂产妇分娩的婴儿缺血、缺氧性脑病发生率约为 6%。

【风险因素】

子宫破裂风险因素（由高至低）排序依次为有子宫破裂史，不同类型的子宫切口（经典剖宫产子宫底切开术后妊娠子宫破裂风险 1% ~ 12%，子宫下段纵切口剖宫产术后妊娠子宫破裂风险约为 2%，子宫下段横切口剖宫产术后妊娠子宫破裂风险约为 0.7%），引产，临产。报道不一致的子宫破裂风险增加因素包括母亲年龄较大、孕龄大于 40 周、胎儿出生体重大于 4000 g、分娩间隔小于 18 个月、单层缝合子宫切口、采用锁边缝合子宫，以及多次既往剖宫产。在既往剖宫产之前或之后有一次既往阴道分娩史可降低子宫破裂风险。

【再发风险】

破裂修补后的瘢痕子宫未来妊娠数据都来自小型病例系列研究，所报道的再次子宫破裂的风险变化范围很大（0 ~ 100%）。

【预防】

做好产前保健，有子宫破裂高危因素患者应加强管理。严密观察产程进展，警惕并尽早发现先兆子宫破裂征象、及时处理。严格掌握缩宫剂应用指征，应用缩宫素引产时，应有专人守护或监护，按规定稀释为小剂量静脉缓慢滴注，严防发生过强宫缩；应用前列腺素制剂引产应按指征进行，严密观察。

笔记

病历摘要

患者，女，30 岁，主因停经 32 周，不规律下腹紧缩感半天就诊。

第一次妊娠，自然受孕，规律产检，根据孕早期超声结果核对孕周无误，孕期平顺，孕中期唐氏筛查低风险，孕期血糖、血压正常，孕中、晚期产科超声筛查示胎儿无异常。2013 年 7 月患者被诊断为肺结核，2014 年 11 月治愈。2017 年 6 月于我院行宫腹腔镜联合下多发子宫肌瘤剔除术，术中剔除 8 个肌瘤（子宫肌瘤 7 枚、宫颈前唇肌瘤 1 枚 3 cm），最大子宫肌瘤位于左前壁，直径 5 cm，缝合过程中穿透宫腔。

【入院查体】

7 月 15 日 21：12（来急诊就诊时）体温 36.1 ℃，脉搏 80 次 / 分，血压 115/68 mmHg，查体子宫放松好，内诊见宫颈未消，宫口未开。

7 月 16 日 6：10（送手术前）体温 36.8 ℃，脉搏 90 次 / 分，血压 100/62 mmHg，查体见宫高 32 cm，腹围 106 cm，胎心 142 次 / 分，规律宫缩，20 s/（2 ～ 3 min），强度（±），子宫放松好，臀位，估计胎儿大小 1800 g。内诊查宫颈质中，未消，宫口未开，胎膜已破，羊水清。

7 月 16 日 6：28 入手术室，血压 112/69 mmHg，脉搏 76 次 / 分，呼吸 15 次 / 分，胎心 120 次 / 分。

【辅助检查】

实验室检查：7 月 16 日 5：00 血常规示 WBC 12.22×10^9/L，HGB 125 g/L，NE 87.9%，C 反应蛋白 5 mg/L，PCT ＜ 0.10 ng/mL；凝血五项、生化全项无异常。7 月 16 日 6：00 血常规示 WBC 11.64×10^9/L，HGB 120 g/L，NE 86.3%。

其他检查：超声：①孕 7+ 周超声提示多发子宫肌瘤，最大位于左侧壁，直径 2.5 cm，定期复查 B 超，提示肌瘤逐渐增大，孕 30+ 周超声提示多发子宫肌瘤，较大位于左侧壁，大小约 3.6 cm×1.5 cm。②7 月 15 日 23：45 B 超提示单活胎，臀位，AFI=13.8 cm，胎盘位于前壁，较厚处厚约 3.6 cm，子宫肌层回声不均，肌壁间见多个低回声结节，较大者位于左侧壁，长径约 3.7 cm，宫颈长 2.7 cm，内口闭。③7 月 16 日 5：45 床旁超声检查示单活胎，臀位，AFI=8.4 cm，宫颈长 1.9 cm，内口闭，多发子宫肌瘤，较大位于左侧壁，长径约 3.7 cm，脾、肾间隙可见液性暗区，厚径约 1.8 cm，右下腹可见液性暗区，厚径 1.2 cm。

7 月 15 日 22：45 胎心监护：基线 130+ 次 / 分，变异中等，NST（+）。7 月 16 日 4：05—4：40 胎心监护示基线 130+ 次 / 分，变异中等，NST（−）；4：40—5：25 胎心监护示基线 130+ 次 / 分，变异中等，NST（−）；5：25—6：08 胎心监护示基线 130+ 次 / 分，变异微小，NST（−），可见变异减速。

【治疗】

于 7 月 15 日 21：12 到急诊，急诊诊断为孕 1 产 0，孕 32 周，臀位，先兆早产；初产臀位；子宫肌瘤；瘢痕子宫；宫腹腔镜联合手术后；肺结核病史。考虑先兆早产，向患者及家属交代病情，0.9% 氯化钠 100 mL＋硫酸镁 7.5 g 静脉滴注，胎儿脑保护，测随机血糖 5.6 mmol/L，予地塞米松 5 mg 肌内注射，促胎儿肺成熟。

7 月 16 日 4：05 自觉腹痛 2～3 分钟一阵，胎膜早破，查体见胎心 140 次 / 分，子宫放松好；内诊查见宫颈长 2 cm，宫口未开，臀位，见羊水，羊水清。抬高床尾，胎心监护，明可欣皮试，查血常规、C 反应蛋白、降钙素原、凝血五项、生化全项，备血 400 mL，交代病情。

7月16日4：40宫缩频繁，0.9%氯化钠500 mL+安宝100 mg静脉滴注抑制宫缩，持续胎心监护，持续心电监护。7月16日5：25宫缩仍2～3分钟1次，子宫放松好，提请行床旁超声检查。5：45床旁超声示单活胎，臀位，脐带绕颈可能，宫颈短，子宫肌瘤，腹腔积液。复查血常规、凝血及生化，持续胎心监护及心电监护，NST（－）。考虑诊断先兆子宫破裂，即刻术前准备，6：20送手术。术中进腹后见大量出血及凝血块，取子宫下段横切口，见羊水清，顺娩一女活婴，体重1895 g，评分7分（呼吸、肤色、肌张力各减1分）-10分-10分，胎盘娩出后子宫收缩欠佳，予欣母沛250 μg宫壁注射后宫缩好转，探查子宫前壁见一纵行破裂口，长约6 cm，与宫腔相通，子宫后壁与直肠粘连，子宫表面可见散在凹凸不平肌瘤结节，大小1～3 cm。术中出血1300 mL，凝血块500 mL，共计1800 mL。予红细胞400 mL、血浆200 mL静脉输注。术中输液1800 mL（乳酸钠林格液1400 mL+生理盐水300 mL+万汶100 mL），尿量400 mL。

术后当日回室复查HGB 106 g/L，FIB 3.75 g/L。术后第一天复查HGB 95 g/L，FIB 3.96 g/L。术后恢复良好，体温正常，术后第二天复查HGB 103 g/L，停用抗生素，术后第三天出院。

【出院诊断】

孕1产1，孕32⁺周，LSA剖宫产；新生儿窒息（轻度）；早产；产后出血（1800 mL）；初产臀位（单臀）；胎膜早破；子宫破裂；瘢痕子宫；子宫肌瘤；宫腹腔镜联合子宫肌瘤剔除术史；肺结核病史；轻度贫血。

📋 分析讨论

一、病例特点

30 岁初产妇，孕 32 周、臀位、瘢痕子宫，腹痛。患者生命体征正常平稳、血色素正常、凝血功能正常。胎膜早破后宫缩频繁，超声提示腹腔游离液。

二、诊疗思路

孕 32 周、瘢痕子宫、腹痛的患者按照先兆早产处理。随后患者出现了胎膜早破，继续预防感染、抑制宫缩、加强对胎儿和母体的监测（持续胎心监护），床旁超声检查提示腹腔游离液，子宫破裂可能性，遂行急诊剖宫产手术，术中明确子宫破裂，进行了子宫破裂修补术。

三、鉴别诊断

1. 先兆子宫破裂与胎盘早剥鉴别见表 14-1。

表 14-1　先兆子宫破裂与胎盘早剥鉴别

	胎盘早剥	先兆子宫破裂
诱因	常有妊高征史	梗阻性分娩及剖宫产史
腹痛	发病急、剧烈	强烈宫缩，阵发性腹痛
出血	隐性出血或阵发性出血，贫血程度与外出血量不成比例	少量阴道出血，出现血尿
子宫	硬如板状，有压痛，较孕周大，宫底继续升高	子宫下段有压痛，出现病理缩复环
胎儿	出现窘迫或死亡	多有窘迫
胎盘	母体面有凝血块及压迹	无特殊变化
化验	血红蛋白进行性降低	无特殊变化
B 超	胎盘位置正常，有胎盘后血肿	无特殊变化

2. 子宫破裂与难产并发宫内感染鉴别：难产并发宫内感染有产程长、多次阴道检查或胎膜早破等病史，患者表现为腹痛及子宫压痛，常有体温和血白细胞计数升高，阴道检查胎先露部无明显改变，宫颈无回缩。超声提示胎儿位于宫腔内，子宫无缩小。

3. 任何原因所致的腹腔内出血，包括肝脏破裂，都可能伴随母体出现血流动力学不稳定的标志物，而肝脏破裂可发生于重度子痫前期或 HELLP 综合征（溶血、肝功能检查结果升高、血小板减少）。与子宫破裂不同的是，这些疾病不会急性发作，且常伴有高血压、蛋白尿、上腹疼痛或右上腹疼痛，以及血小板减少。

📋 病例点评

1. 该患者孕 32 周、瘢痕子宫，因下腹痛来诊。腹部查体见子宫放松好，行胎心监护和产科超声，按照先兆早产做了相应的处理。腹痛较前频繁时，诊治思路仍是在处理先兆早产 – 臀位、胎膜早破 – 早产临产。

2. 此病例提示当患者为妊娠合并瘢痕子宫时，孕期中均应警惕子宫破裂的可能。应注意鉴别诊断，边治疗、边监测、边排查。查体时应注意有无腹部压痛、反跳痛及肌紧张，充分全面地评估和监测。

3. 一旦诊断子宫破裂，应即刻进行抢救，减少出血，避免不良结局的发生。

参考文献

1. NATIONAL INSTITUTES OF HEALTH CONSENSUS DEVELOPMENT CONFERENCE PANEL. National Institutes of Health Consensus Development conference statement：vaginal birth after cesarean：new insights March 8-10，2010. Obstet Gynecol，2010，115（6）：1279-1295.

2. DOW M, WAX J R, PINETTE M G, et al.Third-trimester uterine rupture without previous cesarean: a case series and review of the literature.Am J Perinatol, 2009, 26: 739.

3. PORRECO R P, CLARK S L, BELFORT M A, et al. The changing specter of uterine rupture.Am J Obstet Gynecol, 2009, 200（3）: 269.

4. MILLER D A, GOODWIN T M, GHERMAN R B, et al. Intrapartum rupture of the unscarred uterus.Obstet Gynecol, 1997, 89（5pt1）: 671-673.

5. ZWART J J, RICHTERS J M, ORY F, et al. Uterine rupture in The Netherlands: a nationwide population-based cohort study.BJOG, 2009, 116（8）: 1069-1078.

6. WEN S W, HUANG L, LISTON R, et al. Severe maternal morbidity in Canada, 1991-2001.CMAJ, 2005, 173（7）: 759-764.

7. BUJOLD E, GAUTHIER R J. Neonatal morbidity associated with uterine rupture: what are the risk factors? Am J Obstet Gynecol, 2002, 186（2）: 311-314.

8. LEUNG A S, LEUNG E K, PAUL R H. Uterine rupture after previous cesarean delivery: maternal and fetal consequences.Am J Obstet Gynecol, 1993, 169（4）: 945-950.

9. HOLMGREN C, SCOTT J R, PORTER T F, et al. Uterine rupture with attempted vaginal birth after cesarean delivery: decision-to-delivery time and neonatal outcome. Obstet Gynecol, 2012, 119（4）: 725-731.

10. LANDON M B, LYNCH C D. Optimal timing and mode of delivery after cesarean with previous classical incision or myomectomy: a review of the data.Semin Perinatol, 2011, 35（5）: 257-261.

11. LANDON M B, HAUTH J C, LEVENO K J, et al. Maternal and perinatal outcomes associated with a trial of labor after prior cesarean delivery.N Engl J Med, 2004, 351（25）: 2581-2589.

12. GUISE J M, EDEN K, EMEIS C, et al.Vaginal birth after cesarean: New insights. Evid Rep Technol Assess（Full Rep）, 2010（191）: 1-397.

13. LANDON M B. Predicting uterine rupture in women undergoing trial of labor after prior cesarean delivery.Semin Perinatol, 2010, 34（4）: 267-271.

14. LANDON M B, SPONG C Y, THOM E, et al. Risk of uterine rupture with a trial of labor in women with multiple and single prior cesarean delivery.Obstet Gynecol,

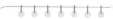

2006，108（1）：12-20.

15. MACONES G A，CAHILL A，PARE E，et al. Obstetric outcomes in women with two prior cesarean deliveries：is vaginal birth after cesarean delivery a viable option? Am J Obstet Gynecol，2005，192（4）：1223-1229.

16. ROBERGE S，CHAILLET N，BOUTIN A，et al. Single-versus double-layer closure of the hysterotomy incision during cesarean delivery and risk of uterine rupture.Int J Gynaecol Obstet，2011，115（1）：5-10.

17. CHIBBER R，EL-SALEH E，AL FADHLI R，et al. Uterine rupture and subsequent pregnancy outcome--how safe is it? A 25-year study.J Matern Fetal Neonatal Med，2010，23（5）：421-424.

18. USTA I M，HAMDI M A，MUSA A A，et al. Pregnancy outcome in patients with previous uterine rupture.Acta Obstet Gynecol Scand，2007，86（2）：172-176.

19. LIM A C，KWEE A，BRUINSE H W. Pregnancy after uterine rupture：a report of 5 cases and a review of the literature.Obstet Gynecol Surv，2005，60（9）：613-617.

20. FOX N S，GERBER R S，MOURAD M，et al. Pregnancy outcomes in patients with prior uterine rupture or dehiscence.Obstet Gynecol，2014，123（4）：785-789.

21. 谢幸，孔北华，段涛.妇产科学.9版.北京：人民卫生出版社，2019：212-213.

（赵瑞芬）

015 妊娠合并产单核细胞李斯特菌感染 1例

产单核细胞李斯特菌（Listeria monocytogenes，LM）属革兰阳性杆菌，是一种兼性厌氧菌，广泛存在于自然界的土壤和水中，主要以食物为传染媒介，是最致命的食源性病原体之一。能在 2 ~ 42 ℃下生存，能在冰箱冷藏室内较长时间生长繁殖。LM 为机会致病菌，进入人体是否致病与菌量和宿主的年龄及免疫状态有关。该菌是一种细胞内寄生菌，宿主对它的清除主要靠细胞免疫功能，因此，易感染孕产妇、新生儿及免疫功能低下者。其中，妊娠期妇女占所有 LM 感染者的 27%。妊娠期 LM 感染可导致流产、早产、死胎，也可导致孕产妇脑膜炎、脑炎及菌血症。孕妇感染 LM 后主要通过胎盘感染胎儿或新生儿，如未及时治疗，新生儿病死率几乎 100%，如进行有效治疗，病死率仍高达 30%。

病历摘要

患者，女，38岁，因"停经26⁺周，发热6天"于2019年8月19日入院。

患者平素月经规律，LMP 2019-2-13，孕期超声核对孕周无误。孕期无创 DNA 低风险，血压正常，OGTT 5.49 mmol/L-8.68 mmol/L-7.43 mmol/L，诊断妊娠期糖尿病，行饮食控制。患者入院前 11 天无明显诱因出现四肢肌肉酸痛不适，无咽干、咽痛、流涕，无尿频、尿急、尿痛，无腹泻，无阴道流血、流液，测体温最高 38.2 ℃，于外院发热门诊就诊，查血常规 WBC 11.58×10^9/L，NE 71.1%，CRP 26 mg/L，尿常规示白细胞阳性、流感病毒阴性，考虑泌尿系感染可能，予头孢克肟 200 mg、bid 口服治疗 5 天，体温未见明显下降，最高体温达 39 ℃，于我院住院治疗。行宫颈分泌物培养为霉菌性阴道炎，尿培养正常，血培养（需氧及厌氧）无菌生长。予阿奇霉素静脉滴注 4 天，头孢曲松静脉滴注 5 天，复查体温、血常规均正常后出院。出院 2 天后患者再次发热，体温最高 37.9 ℃，于急诊查血常规 WBC 17.85×10^9/L，NE 74.9%，CRP 21 mg/L，PCT 0.23 ng/mL，再次收入院。患者既往体健，孕 2 产 1，2005 年因漏斗骨盆剖宫产。否认外伤及输血史。

【入院查体】

体温 37.7 ℃，脉搏 120 次 / 分，血压 115/57 mmHg，一般情况好，腹部膨隆，宫高 21 cm，腹围 90 cm，胎心 160 次 / 分，横位。

【辅助检查】

实验室检查：血常规（2020-8-21）WBC 22.28×10^9/L，NE 82.6%，CRP 132 mg/L，PCT ＜ 0.1 ng/mL。凝血功能（2020-8-21）纤维蛋白原 5.61 g/L，D- 二聚体 1.3 mg/L。

影像学检查：B 超（2019-8-12）示单活胎，横位，BPD 6.5 cm，FL 5.0 cm，AC 23.1 cm，羊水厚径 5.4 cm。胎盘位于前壁，宫颈长约 3.9 cm，内口呈闭合状。B 超（2019-8-20）示单活胎，横位，羊水厚径 6.3 cm，脐动脉 S/D 2.94，胎盘位于前壁，宫颈长约 3.1 cm，内口闭合状，子宫前壁下段肌层较薄处厚约 2.1 mm。

【治疗】

患者入院后体温进行性升高，最高 38.4 ℃，更换美罗培南 1 g、q8 h 静脉滴注，后患者宫缩规律，宫口开大，胎儿横位，于 2019 年 8 月 21 日行子宫下段剖宫产术。术中娩一新生儿 1085 g，Apgar 评

163

分均9分（均为呼吸减1分），前羊水乳白色，后羊水清，术中留取脐血培养及胎盘子面、母面分泌物培养，术后继续应用美罗培南静脉滴注。术后2天，脐血培养结果为产单核细胞李斯特菌，胎盘子面、母面分泌物培养也均为产单核细胞李斯特菌，药敏结果对美罗培南敏感，对阿奇霉素及头孢耐药，术后继续应用美罗培南。追问患者病史，自诉发热前曾食用冰箱内已开封的隔夜冰淇淋。通知儿科，新生儿考虑产单核细胞李斯特菌感染，立即更换敏感抗生素，术后10天患者体温、血常规检查均正常，出院。新生儿在NICU经积极救治，3个月后正常出院。

【出院诊断】

孕3产2，孕27周，横位，LOA位剖宫产；宫内感染（产单核细胞李斯特菌）；早产；低出生体重儿，妊娠期糖尿病；剖宫产再孕；轻度贫血。

【预后】

产妇产后42天恢复正常，血培养阴性。新生儿转入NICU，经积极抢救，住院3个月后病情平稳，新生儿正常出院，母婴结局良好。

【预防】

妊娠期间尽量避免食用可能含有李斯特菌的食物，包括未经加热的食物、冰箱里冷藏的海鲜、未经巴氏消毒的奶酪制品、未充分清洗的蔬菜水果等。

分析讨论

一、病例特点

38岁经产妇，孕26周，反复发热，曾有不洁饮食史。

二、诊疗思路

李斯特菌利用其合成的各种毒力因子可以突破胎盘屏障，从母体传播至胎儿并导致感染。早产是李斯特菌感染的常见临床症状，被感染的胎儿和新生儿预后极差，病死率高达 30%。李斯特菌感染母体可能是通过生殖道或消化道传播，胎儿感染可能是吸入污染的羊水，经母体胎盘循环或生殖道逆行感染，确诊依赖于细菌培养，通常需要抗菌治疗。李斯特菌对头孢类抗生素天然耐药，经典用药为庆大霉素，可用 β 内酰胺类、氨苄西林代替，或单独或联合氨基糖苷类，早期诊断和抗生素应用有利于改善妊娠结局。

妊娠期李斯特菌感染重在预防，应避免食用生冷食物，不吃久存于冰箱内的食物，饮用煮沸的牛奶，如孕期有相关饮食史，且出现发热、流感样表现时，需警惕李斯特菌的感染。美国疾病控制中心推荐了 5 条措施以降低李斯特菌病感染风险：①彻底加热生的动物性食品，如牛肉、猪肉和家禽；②彻底清洗蔬菜；③未加工、已加工的食品和即食食品要分开；④牛奶要经巴氏消毒；⑤加工生的食品后，手、刀和砧板要洗净。

本次病例中，产妇孕 24$^+$ 周开始反复发热，白细胞、CRP 均升高，应用头孢、阿奇霉素规律治疗后仍间断发热。孕 26 周再次发热入院，体温最高 38.4 ℃，考虑胎儿有存活可能，患者及家属要求抢救胎儿，患者已出现规律宫缩，宫口开放，胎儿横位，不宜阴道试产，急诊行剖宫产术。术中留取脐血培养结果显示为产单核细胞李斯特菌感染，根据药敏结果用药，后母儿结局良好。

三、鉴别诊断

1. 胃肠炎：患者饮食不当或饮食不洁后出现恶心、呕吐、腹痛、腹泻、发热等，常见于夏秋季，该患者无恶心、呕吐、腹泻等消化道症状，不考虑该诊断。

2.上呼吸道感染：常有发热、鼻塞、流涕、咳嗽、咳痰等症状，或有消化道症状，该患者无咽干、流涕，不考虑该诊断。

病例点评

1.李斯特菌是一种人畜共患菌，主要通过食用被李斯特菌污染的食物感染。污染牛奶、鸡肉、冷藏食物等可致感染暴发流行，胎儿及新生儿主要通过母婴垂直系统感染。李斯特菌对胎儿及新生儿威胁极大，极易引起胎死宫内、流产、新生儿死亡等。

2.如发现孕产妇为李斯特菌感染，应尽早应用青霉素或根据药敏结果进行针对性药物治疗，避免发生灾难性的结局。

3.在本病例中，孕妇反复发热，但血培养、宫颈分泌物培养均未提示有李斯特菌，故术前一直应用头孢类及阿奇霉素，效果不佳。术后脐血培养结果提示李斯特菌感染，立即根据药敏结果更换抗生素，孕妇病情好转，新生儿存活好。这提示我们在临床工作中，如果遇到难以解释的反复发热患者，在排除其他感染的情况下，应警惕李斯特菌感染，并给予早期、足量、积极、合理的药物治疗。

参考文献

1. 郭晓艳，康运凯.产单核细胞李斯特菌致新生儿败血症1例.实验与检验医学，2019，37（1）：157-158.

2. MONTERO D, BODERO M, RIVEROS G, et al. Molecular epidemiology and genetic diversity of Lsiteria monocytogenes isolates from a wide variety of ready-to-eat foods and their relationship toclinical strains from listeriosis outbreaks in Chile.Front Microbiol, 2015, 6: 384.

3. 刘红秀，王丽霞.妊娠期产单核李斯特菌感染2例.大连医科大学学报，2018，

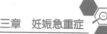

40（3）：278-281.

4. CHAN B T, HOHMANN E, BARSHAK M B, et al. Treatment of listeriosis in first trimester of pregnancy.Emerg Infect Dis，2013，19（5）：839-841.

5. 肖玲，邹丽颖．妊娠期单核细胞增多性李斯特菌感染及对母儿的影响．中国医药导报，2018，15（15）：30-33.

（冯轶）

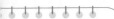

016　产褥期脓毒症 1 例

脓毒症并不是一种特定的疾病，而是一种病理、生理机制尚不明确的综合征。2016 年 Singer 将脓毒症定义为人体对感染反应失调引起的，有生命危险的多器官功能障碍；而脓毒症休克是在脓毒症基础上出现的血流动力学改变、细胞和代谢紊乱等表现。脓毒症病情如果没有恶化，临床症状可能是隐匿、不明显的，一旦恶化，就可能快速发展为脓毒症休克、多器官功能衰竭，甚至死亡。

脓毒症可显著增加孕产妇死亡率。近年来美国孕产妇脓毒症发生率为（4～10）/10 000，而英国近 3 年来约 25% 的孕产妇死亡是由脓毒症引起的。在由脓毒症引起的孕产妇死亡病例中，约 63% 没有得到足够的重视且诊治不及时。

脓毒症可以发生在妊娠的任何阶段及产后，感染源包括生殖道及多种来源。在一项研究中发现，21.8% 发生在妊娠 26 周至分娩前，10.3% 发生在产时，46.2% 发生在产后。

【病因】

妊娠早期发生脓毒症的常见原因是感染性流产或人工流产。孕中晚期胎膜早破会增加绒毛膜羊膜炎的发病概率。剖宫产发生感染的概率是阴道分娩的 5～20 倍，剖宫产术后子宫内膜炎是产后脓毒症的主要原因。产褥期感染则主要包括会阴部感染、子宫内膜炎、切口感染和乳腺炎。

绝大多数的妊娠女性均身体健康，无慢性病史。然而，仍有少数孕妇存在发病诱因，如 HIV 病毒感染、囊胞性纤维症等妊娠无关的感染，或孕期口服类固醇、免疫抑制剂等药物。住院时间过长、留置导管或住院环境恶劣等都可以引起院内感染。后两组感染包括肺炎、重症监护室获得性感染和泌尿系感染等。

【高危因素】

孕产妇发生脓毒症的高危因素有肥胖、糖耐量异常或糖尿病、免疫受损或服用免疫抑制剂、贫血、阴道排液、盆腔感染病史、B族链球菌感染史、羊膜腔穿刺术和其他侵入性医疗操作、行宫颈环扎术、自然破膜时间较长。其他危险因素包括产科干预、高龄、辅助生殖、多胎妊娠和社会经济地位低下、急诊剖宫产、胎膜早破＞18 h、产时阴道检查＞7次，以及缺乏抗生素预防。

【症状】

发热、寒战、神志改变、呕吐、皮疹、头痛、呼吸困难、全身无力（或局部疼痛）。产褥期感染的症状包括发热、腹泻、呕吐、腹痛、全身广泛斑丘疹样皮疹（葡萄球菌和链球菌性脓毒症）、阴道异常分泌物和剖腹产切口感染。

【体征】

体温＞38 ℃（不一定与脓毒症的严重程度呈正相关，重度脓毒症时体温可能＜36 ℃），呼吸困难（＞20次/分），低氧血症，心动过速（＞90次/分），血压降低（收缩压＜90 mmHg、平均动脉压＜70 mmHg），毛细血管再灌注降低，产妇酸中毒继发胎儿窘迫，少尿，严重水肿或体液正平衡，肠梗阻，精神异常，意识改变，血糖升高（血糖＞7.7 mmol/L），皮肤挫伤或变色（提示迟发型筋膜炎，神经坏死后继发皮肤感觉麻木和疼痛消失）。

【辅助检查】

血培养（最好在应用抗生素前）、尿培养、病变部位培养（如会阴侧切或剖宫产切口、胎盘、呼吸道分泌物、鼻咽吸出物、羊水、脑脊液、宫颈分泌物）和母乳培养。影像学检查如盆腔超声、胸片、

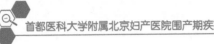

CT、磁共振成像、超声心动检查。另外，还包括生化全项、血气分析。

【器官功能评估】

2019 年母胎医学会发布了"妊娠和产褥期脓毒症管理指南"，强调发热不是诊断脓毒症的必要条件。不管是否存在发热，在感染的基础上出现不明原因的终末器官损害，应考虑脓毒症诊断。序贯器官衰竭评分（sequential organ failure assessment score，SOFA）能客观评估器官功能障碍。对于没有任何基础疾病的患者，其初始评分应该是 0 分，如果评分达到 2 分及以上就应该考虑器官功能障碍。为方便产科临床工作，可采用产科改良快速序贯器官衰竭评分和产科改良序贯器官衰竭评分表（表 16-1、表 16-2）。

表 16-1　产科改良快速序贯器官衰竭评分

参数	0 分	1 分
收缩压 /mmHg	≥ 90	< 90
呼吸频率 /（次 / 分）	< 25	≥ 25
精神状态	正常（思维活跃、对答切题）	不正常

表 16-2　产科改良序贯器官衰竭评分

参数	0 分	1 分	2 分
氧合指数 /mmHg	> 400	300 ~ 400	< 300
血小板计数 /（×10⁹/L）	> 150	100 ~ 150	< 100
总胆红素 /（μmol/L）	< 20	20 ~ 32	> 32
平均动脉压 /mmHg	≥ 70	< 70	需使用血管升压药
中枢神经系统	清醒状态	对声音有反应	对疼痛有反应
肌酐 /（μmol/L）	< 90	90 ~ 120	> 120

笔记

病历摘要

患者，女，32 岁，主因"停经 38$^+$ 周，发现羊水偏少 1 天"于 2019 年 7 月 16 日入院。

患者平素月经规律，孕早期超声核对孕周无误。孕 4 个月自觉胎动活跃至今。孕期行羊水穿刺，染色体核型未见异常。孕期血压、血糖未见异常。孕 36$^+$ 周曾因"羊水偏少、胎儿偏小"入院。入院次日复查羊水正常，查甲功提示 TSH 4.12 mIU/L，给予优甲乐 25 μg/d 口服，静脉营养治疗 1 周后出院。7 月 16 日门诊产检查羊水指数 5.3 cm，门诊以"孕 2 产 0，孕 38$^+$ 周，头位；羊水偏少"收入院。4 年前孕 5 月余因"唐氏综合征"行中期引产术。既往体健，否认高血压、糖尿病、心脏病、肝肾疾病病史，否认传染病史、外伤史及输血史。

【入院查体】

体温 36.5 ℃，脉搏 80 次 / 分，血压 120/75 mmHg，心、肺听诊未见异常。宫高 30 cm，腹围 96 cm，胎心 142 次 / 分，未及宫缩，头位，先露浅定，无浮肿，估计胎儿 2800 g。

阴道检查：宫颈未消，宫口未开。骨盆测量 TO=8.0 cm，耻骨弓 90°，骨盆侧壁不聚，骶凹形态好，尾骨不翘。

【辅助检查】

实验室检查：7 月 16 日血常规示血红蛋白 114 g/L，白细胞 5.55×10^9/L，中性粒细胞 72.4%，血小板 120×10^9/L；尿常规未见异常；羊水结晶未见。7 月 17 日凝血功能示纤维蛋白原 3.47 g/L，D- 二聚体 0.80 mg/L，余指标未见异常。

影像学检查：2019 年 7 月 16 日产科超声示 BPD 8.7 cm，AC 33.6 cm，FL 7.2 cm，AFI 5.3 cm，胎盘位于前壁，Ⅱ级，胎儿颈部可

见一 U 形压迹。7 月 25 日盆腔超声示子宫前壁下段肌层回声不均质，可见多发短线样强回声及不规则暗区，后者范围约 1.7 cm × 1.2 cm，未见明显血流信号，宫腔居中，沿宫腔走行见带状回声，长 0.4 cm。7 月 25 日超声心动示射血分数 62.8%，二、三尖瓣轻度反流。

【治疗】

7 月 17 日产科超声示羊水指数 7.1 cm。宫颈 Bishop 评分 4 分，OCT 试验（−）。7 月 18 日孕 38^{+6} 周羊水指数 6.2 cm；宫颈 Bishop 评分 4 分，给予米索前列醇促宫颈成熟；OCT 试验（−）。7 月 19 日孕 39 周，羊水指数 8.6 cm；宫颈 Bishop 评分 6 分，NST（＋），给予催产素引产。7 月 20 日孕 39^{+1} 周羊水指数 4.8 cm；宫颈 Bishop 评分 6 分，NST（＋/−），给予催产素引产。7 月 21 日孕 39^{+2} 周羊水指数 5.5 cm；宫颈 Bishop 评分 6 分，NST（＋/−），给予米索前列醇促宫颈成熟；细菌性阴道病（bacterial vaginosis，BV）滴虫白念抗原三联测（−）。7 月 22 日孕 39^{+3} 周羊水指数 4.3 cm；宫颈 Bishop 评分 6 分，NST（＋），因羊水过少、引产失败放宽手术指征，行剖宫产。手术顺利，手术时间 35 分钟，术中出血 550 mL。娩一女婴，出生体重 3020 g，阿氏评分均为 10 分。术中因子宫下段收缩欠佳给予卡前列素氨丁三醇 250 μg 宫体注射。术后给予头孢呋辛钠 1.5 g，2 次 / 日静脉滴注。7 月 23 日体温最高 38.0 ℃，7 月 24 日（术后第二日）复查血常规示白细胞 10.91 × 10^9/L、中性粒细胞 88.4%，继续头孢呋辛钠抗感染。晚 20：10 出现寒战，体温 38.2 ℃，脉搏 120 ～ 130 次 / 分，呼吸 30 次 / 分，血压 110/73 mmHg，考虑菌血症不除外，给予乳酸钠林格液 500 mL 静脉滴注及物理降温，急查血常规、CRP、PCT、血培养。20：30 复测体温 40.6 ℃，血压 117/62 mmHg，心率 128 次 / 分，20：40 给予对乙酰氨基酚 0.5 g 口服。20：49 患者突发心悸，心电监护示血压 102/60 mmHg，脉搏 170 ～ 180 次 / 分，床旁心电图提示室上速不除外。请麻醉科会诊，备除颤仪，调节氧流量为 5 L/min，加快补液速度。20：54 血常规回报白细胞 1.71×10⁹/L（危急值），中性粒细胞 76%，CRP 117 mg/L，PCT 0.54 ng/mL，考虑重症感染可能。20：57 留置尿管，导尿 100 mL。21：04 请示内科高红主任，拟给予普罗帕酮 20 mg 静脉推注，给普罗帕酮前明确血钾水平。急查电解质、血常规、凝血五项、心肌酶谱、全项生化。开放第二条静脉通路，给予 5% 葡萄糖盐静脉滴注。21：14 血压 89/41 mmHg，脉搏 127 次 / 分，21：24 给予去甲肾上腺素 0.02 μg/（kg·min）静脉泵入，心率逐渐下降，未使用普罗帕酮。21：26 血常规危急值回报白细胞 1.69×10⁹/L，考虑感染中毒性休克。查看伤口，局部有压痛，无脓性分泌物，无阴道活动性出血。21：35 动脉血气分析示 pH 7.47，乳酸 2.3 mmol/L，氧合指数 696，BE −3.7 mmol/L。21：40 行美罗培南皮试。21：45 血压 96/44 mmHg，脉搏 108 次 / 分，调节去甲肾上腺素为 0.04 μg/（kg·min）静脉泵入。21：47 血钾 3.22 mmol/L，给予静脉补钾（1.5 g）。21：55 心肌酶谱回报超敏 CRP 134.93 mg/L，余正常范围。22：04 血压 111/47 mmHg，脉搏 98 次 / 分，血氧饱和度 100%，给予美罗培南 1 g 静脉滴注。22：10 尿量 450 mL。22：50 下调去甲肾上腺素为 0.02 μg/（kg·min）静脉泵入，继续静脉补液、补钾，给予奥美拉唑保护胃黏膜。23：00 尿量 500 mL，复测体温 37.2 ℃。23：30 血压 101/56 mmHg，心率 96 次 / 分，呼吸 29 次 / 分，血氧饱和度 98%，停去甲肾上腺素，抢救历时 3 小时 20 分钟，成功。7 月 25 日（术后第三日）复查血常规示血红蛋白 105 g/L，白细胞 10.58×10⁹/L（危急值），中性粒细胞 93.4%，血小板 114×10⁹/L。CRP 88 mg/L，PCT 45.17 ng/mL，血钾

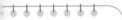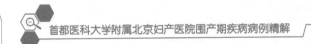
3.81 mmol/L，余全项生化大致正常。BNP 187.5 pg/mL。剖宫产术后应用美罗培南 1 g、q8 h 静脉滴注 8 天后改为美罗培南 1 g、q12 h 静脉滴注 4 天，共计 12 天。血培养回报见到革兰阴性杆菌，二路普雷沃菌。

【脓毒症的治疗】

如果有病史或体格检查支持脓毒症可能，则应进行血、痰、尿等培养并测定血清乳酸水平，并在 1 小时内开始使用抗生素。经验性的抗生素选择需考虑可能的感染来源、致病微生物和抗生素耐药性等，但必须是广谱的。初期覆盖应包括厌氧、需氧的革兰阳性及阴性菌。一旦获得培养结果，就应缩小并集中抗生素覆盖范围。

1. 寻找感染源：当怀疑有脓毒症或确定有脓毒症时，在开始使用抗生素并获得培养物后，应立即寻找感染源。如果确定了特定的病灶，应采取适当的措施，如刮除残留的妊娠物或引流脓肿。还应采取可能发生最小生理紊乱的干预措施，如经皮穿刺引流术，而非更广泛的外科手术。但坏死性软组织感染例外，需要广泛清创。

2. 液体疗法：如果出现低血压或低灌注，液体复苏应是首选的初期治疗。复苏的首选液体是晶体液，但仅约 50% 的低血压脓毒症患者液体复苏有效。无效者积极补液可能引起心室壁水肿，导致左室舒张功能障碍、肺水肿、脑水肿、肠水肿，引起腹腔内压升高，死亡率升高。指南推荐脓毒症并发低血压或器官低灌注时，应尽快给予晶体液 1 ~ 2 L。

3. 血管升压剂和强心剂：如果低血压患者对液体复苏无效，或不能进一步液体复苏（如肺水肿）时，则应使用血管升压剂。血管升压剂的作用是改善病理扩张的体循环，维持足够的灌注。去甲肾上腺素是妊娠或产褥期脓毒症持续性低血压和（或）低灌注的一线血管升压剂，目前指南推荐去甲肾上腺素作为平均动脉压＜65 mmHg时的一线药物。多巴酚丁胺作为一种强心剂（增加心输出量），在心肌功能障碍或持续低灌注的情况下可使用。

4.呼吸支持：面罩、鼻导管或气管插管给氧。行无创氧饱和监测、心电监护和动脉血氧饱和度监测，评估确定呼吸模式和频率。定期复查动脉血气。

5.评估：监测生命体征，包括体温、脉搏、呼吸、血压，定期复查动脉血气分析、血清乳酸、全血细胞计数、尿素、电解质、肝功能、血糖和凝血功能，监测每小时尿量。

【预后】

因大多数脓毒症初期症状不典型，可能导致诊断的延误。在脓毒症相关孕产妇死亡率的研究中发现，死于脓毒症的孕产妇，大多数在护理和护理升级方面存在延迟或不足。确诊后虽73%的妇女开始使用抗生素，但抗生素覆盖范围仍不足。随着相关指南的出版，感染科专业人员的早期介入可能促进脓毒症的治疗，并有助于改善结局。治疗脓毒症，需加强早期识别、监护，使用覆盖范围足够的广谱抗生素，尽早实现感染源头控制，改善预后。

【预防】

阴道操作次数多，或有多次宫腔操作史、盆腹腔手术史的产妇，要严格强调无菌操作，适当升级静脉抗生素以预防严重感染的发生。当产褥期出现高热伴有器官功能障碍时要第一时间识别脓毒症，加强多学科合作，给予足量、足疗程的广谱抗生素，维持循环稳定，尽早找到并清除感染源。

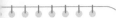

分析讨论

一、病例特点

32岁初产妇,既往体健,无慢性病史,孕足月,主因羊水偏少入院。入院当日行 OCT（－）,后米索前列醇促宫颈成熟及催产素点滴引产共4天。引产时间较长,期间阴道检查、阴道上药等操作较多。后因"羊水过少、引产失败"行剖宫产,剖宫产手术顺利,但术前未给予预防性抗生素及碘伏擦洗阴道。

患者产前引产时间长,阴道操作次数多,引产失败改为剖宫产,这些是发生脓毒症的高危因素。剖宫产术后第二日出现寒战、高热、心悸,继而出现了低血压、窦性心动过速,血常规提示白细胞计数明显下降,伴有炎症指标升高,需要使用血管活性药物维持血压。符合脓毒症的诊断。

二、诊疗思路

患者因羊水少引产4天,引产失败行剖宫产术,术后第一日体温最高 38.0 ℃,术后第二日高热、寒战,体温最高 40.6 ℃,后又出现室上速、血压下降、乳酸升高,出现感染中毒性休克,需要使用去甲肾上腺素维持血压。上述特点支持产褥期脓毒症诊断。

寒战的第一时间留取血培养,急查血常规、CRP 等感染指标,开放静脉通路,快速补充晶体液。出现室上速的同时,急请麻醉科及内科会诊。完善血气、凝血功能、电解质、血生化等实验室检查。出现感染中毒性休克表现后,积极抗休克治疗,使用去甲肾上腺素升压,开放第二条静脉通路,升级抗生素,持续心电监护、吸氧、保护胃黏膜、留置尿管,血钾低给予静脉补钾治疗,监测生命体征及出入量变化。保证生命体征平稳。

三、鉴别诊断

1. 心源性休克：多因心脏疾病进行性恶化或急性心脏病变（急性心肌梗死、心瓣膜或室间隔破裂等）发生。心动过缓和心律不齐导致心脏舒缩功能异常、回心血量减少和心排血量降低，主要特点为低心排血量伴中心静脉压显著升高和颈静脉怒张，伴容量不足时扩张可不明显，行针对心脏异常的处理措施后血压迅速回升。

2. 低血容量性休克：存在有效血容量的体外丢失和体内丢失。常见体外丢失原因有开放性创伤导致的失血、上消化道大出血等；体内丢失有颅内出血、腹腔内出血、后腹膜出血、大量腹水或胸腔积液、重症急性胰腺炎大量渗出、机械性肠梗阻等。该类休克收缩压和舒张压均可降低，而以收缩压降低为主。体温低、皮肤苍白，四肢末梢发绀，颈静脉塌陷，口渴，少尿或无尿，尿比重增高，红细胞比容低或正常。单纯的液体复苏即可迅速恢复血流动力学，除非存在持续的失液或失血，且可迅速停用多巴胺。

3. 过敏性休克：在休克发生前的短时间内有明确的药物、食物或虫咬伤等过敏源接触史。存在全身过敏反应，如皮肤潮红、瘙痒、荨麻疹、腹胀、腹痛、恶心、呕吐、腹泻等；可出现气道反应，如喉头水肿、支气管痉挛、支气管出血、肺水肿等。皮下或肌内注射肾上腺素后血压显著改善。

4. 神经源性休克：有严重创伤导致的脊髓损伤、剧烈疼痛史，或行脊髓麻醉、区域阻滞麻醉，或大剂量应用镇痛、镇静药物等病史，导致外周血管舒缩调节功能丧失，血液滞留于外周血管，静脉回流减少，心排血量降低。脊髓损伤平面之上皮肤温暖，平面之下则厥冷；也可见皮肤苍白、湿冷，患者高度紧张。迅速皮下或肌内注射肾上腺素后血压恢复正常。

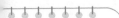
病例点评

该病例病情危重时，请麻醉科、感染科、ICU 等科室会诊，多学科合作，在病情的监测、诊断、治疗方面及时到位，保证了生命体征平稳。休克时升级抗生素、补充晶体液保证体循环，及时应用血管活性药物维持血压，保证了循环的稳定。

此患者剖宫产术前因羊水少行引产术 4 天，阴道操作多，剖宫产术前建议碘伏擦洗阴道，减少阴道上行感染的概率，剖宫产术前应用抗生素预防。

参考文献

1. 夏伟，周容 . 2019 年母胎医学会"妊娠和产褥期脓毒症管理指南"解读 . 实用妇产科杂志，2020，36（4）：253-256.

2. 刘平，樊尚荣 . 妊娠期和产褥期脓毒症 . 中华产科急救电子杂志，2013，2（4）：253-256.

3. 薛晓红，顾蔚蓉 . 妇产科急症诊治 . 北京：人民卫生出版社，2018.

（石俊霞）

第四章
妊娠合并症

017　妊娠合并高脂血症 1 例

近年来，中国人群血脂水平逐步升高，血脂异常患病率明显增高；其中，高胆固醇血症的患病率 4.9%，高甘油三酯血症的患病率 13.1%。血脂包括血清中的总胆固醇（cholesterol，TC）、三酰甘油（triglyceride，TG）等脂类，在血液中以脂蛋白形式存在，它们不仅参与体内血糖、内分泌等代谢，还参与细胞膜的合成。中国于 2007 年首次公布中国成人血脂异常防治指南，并于 2016 年修订。指南详细介绍了血脂的基本知识，给出了中国成人血脂适宜水平及异常标准，并针对糖尿病、高血压、高龄老人等不同人群提出具体的血脂管理推荐。但目前国内外均未发表关于妊娠期血脂水平的指南性文章。正常妊娠期由于胃肠道吸收增加及内分泌作用，会出现生理性高脂血症。同样，孕期的异常血脂变化会带来子痫前期、妊娠期糖尿病、急性胰腺炎等并发症，应引起重视。

病历摘要

患者，女，33岁，孕1产0，孕37⁺周，头位，见红伴规律下腹痛4小时入院。

平素月经规律，7天/28天，月经量中，无痛经，末次月经2019-3-6，预产期2019-12-13。患者于停经30天查尿hCG阳性，早期无阴道出血，孕4个月自觉胎动至今，根据孕早期B超，核对孕周无误，孕早期空腹血糖4.3 mmol/L，TC 5.19 mmol/L，TG 2.17 mmol/L，高密度脂蛋白（high density lipoprotein-C，HDL-C）1.23 mmol/L，低密度脂蛋白（low density lipoprotein-C，LDL-C）3.36 mmol/L。孕期唐氏筛查低风险，孕24⁺周OGTT 4.67 mmol/L-9.05 mmol/L-8.55 mmol/L，诊断妊娠期糖尿病。孕中期血脂水平TC 5.94 mmol/L，TG 9.22 mmol/L，HDL-C 1.18 mmol/L，LDL-C 1.31 mmol/L。临床建议低脂饮食配合运动控制血糖水平。孕26周复查血脂TC 7.24 mmol/L，TG 9.60 mmol/L，HDL-C 1.24 mmol/L，LDL-C 2.40 mmol/L。糖化血红蛋白5.3%，糖化白蛋白10.50%。孕31周复查生化全项提示TC 11.09 mmol/L，TG 26.37 mmol/L，HDL-C 1.01 mmol/L，LDL-C 1.17 mmol/L。肝、肾功能正常，血清标本提示乳糜血。患者无皮肤黄染，无恶心、呕吐及上腹部不适，自述近2周虽无暴饮暴食，但未遵医嘱低脂饮食。门诊以"孕1产0，孕31周，头位；高脂血症；妊娠期糖尿病"收入院。

孕前体重54 kg，现体重64 kg，孕前BMI 21.09 kg/m²，孕期体重增加10 kg。

既往孕0产0。孕期诊断亚临床甲状腺功能减退2年，孕前口服甲状腺素片 37.5 μg/d 治疗。孕期 TSH 控制正常。否认手术史、外伤史、过敏史。

【入院查体】

一般查体：体温 37 ℃，脉搏 80 次/分，呼吸 20 次/分，血压 120/80 mmHg，全身皮肤、黏膜无黄染。全身浅表淋巴结未触及肿大。心、肺听诊无异常。腹部膨隆，全腹无压痛、反跳痛，肝、脾未触及肿大，肾区无叩痛。双下肢无凹陷性水肿。

产科查体：腹围 108 cm，宫高 28 cm，有胎动，胎心 150 次/分，子宫放松好，宫体无压痛，未及宫缩。

【辅助检查】

实验室检查：血常规示 WBC 7.53×10^9/L，HGB 132 g/L，PLT 206×10^9/L，C 反应蛋白 12 mg/L，降钙素原 0.22 ng/mL。尿常规示尿酮体（－），尿糖（－），尿蛋白（－）。糖化血红蛋白 5.4%，糖化白蛋白 10.30%。生化检查示 ALT 8.7 U/L，AST 15.7 U/L，ALB 31.8 g/L，血糖 4.4 mmol/L，电解质示钾 3.72 mmol/L，钠 136.5 mmol/L，氯 106.7 mmol/L，钙 2.26 mmol/L，尿素氮 3.67 mmol/L，CRE 51 mmol/L，血淀粉酶（amylase，AMY）81.4 U/L，脂多糖（lipopolysaccharide，LPS）25 U/L。

其他检查：孕 31 周超声提示双顶径 BPD 8.2 cm，FL 5.9 cm，AC 27.9 cm，AFI 12.6 cm，胎盘位于前壁。肝、胆、胰、脾、双肾超声未见异常。胎心监护反应型。

【入院诊断】

孕 1 产 0，孕 31 周，头位；高脂血症；妊娠期糖尿病。

【治疗】

入院后完善检查评估病情，向患者及家属交代存在急性胰腺炎、乳糜血症、糖尿病酮症酸中毒发生风险。嘱患者低盐及极低脂饮食，口服鱼油，非诺贝特 0.2 g、1 次 / 日。患者窦性心率，72 次 / 分，予以 0.9% 氯化钠注射液 500 mL 静脉滴注 3 天，记每日出入量。3 天复查血脂评估治疗效果，3 天后血脂回报 TC 8.23 mmol/L，TG 8.75 mmol/L，较前明显下降，检测血清淀粉酶、血糖及尿酮体均正常。住院期间胎动好，胎心监护反应型。

【出院诊断】

孕 1 产 0 孕，31+ 周头位，高脂血症，妊娠期糖尿病。

【出院医嘱】

继续低盐及极低脂饮食，口服鱼油，非诺贝特 0.2 g、1 次 / 日。门诊每周复查血脂，如 TG 平稳波动在 6 ~ 8 mmol/L 可停口服降脂药。

高脂血症治疗原则：孕前尽可能控制血脂达标，服用降脂药的妇女建议停药 1 ~ 3 个月后计划妊娠，已妊娠妇女应立即停药。除特殊情况外，妊娠期和哺乳期一般禁止给予降脂药物，以生活方式干预为主。但严重高甘油三酯血症（TG ≥ 1000 mg/dL，11.4 mmol/L 时）者或伴有急性胰腺炎时，宜积极药物干预以减少母儿合并症及不良妊娠结局。怀孕中晚期权衡利弊可以使用吉非罗齐或非诺贝特。

高脂血症孕妇孕期应首先给予生活方式干预。在满足每日必需营养的基础上控制总能量；各营养要素的构成比需合理；减少饱和脂肪酸的摄入，增加不饱和脂肪酸的摄入，控制胆固醇的摄入，增加富含维生素、纤维的食物。控制体重，限制食盐，坚持规律的中等强度代谢运动。保持乐观豁达的生活态度。临床上对妊娠期血脂水平目前尚无具体控制目标。原则上妊娠期及哺乳期不用药物干预，但严重高甘油三酯血症（TG ≥ 1000 mg/dL，11.4 mmol/L 时）应首先考虑使用主要降低 TG 和 VLDL-C 的药物（如贝特类、高纯度鱼油制剂或烟酸）。对家族性高胆固醇血症患者（尤其是纯合子型家族性高胆固醇症患者），脂蛋白血浆置换是重要的辅助治疗措施，妊娠期间蛋白血浆置换可持续进行。

【常见并发症】

1. 妊娠期糖尿病：随着空腹血清 TG 水平的升高，初诊 GDM 患者胰岛素抵抗加重，胰岛素敏感性降低，故认为 TG 水平升高是初诊 GDM 患者胰岛素抵抗的独立相关因素。几项关于血脂与 GDM 的 Meta 分析中指出，与正常孕妇相比，GDM 患者整个妊娠期血清 TG 水平均明显升高，而在妊娠中晚期 HDL-C 水平明显下降。

2. 血脂与心血管疾病：多项研究已明确证实，高胆固醇血症与心血管疾病相关。近期研究提示：孕期 TC、TG 控制不理想将会导致孕妇心血管功能异常，同时还会对胎儿及母亲的血管造成有害影响。可见，妊娠期间心血管功能异常不仅对母亲的血管健康存在长期影响，还可能增加其后代心血管疾病的发生风险。

3. 妊娠高血压疾病：子痫前期患者存在血脂代谢异常，典型的胎盘病理显示，血管由吞噬细胞吞噬氧化型 LDL 形成泡沫细胞，从而最终形成粥样硬化表现，此病理表现与冠心病的血管病变高度吻合。

4. 肝内胆汁淤积综合征（intrahepatic cholestasis during pregnancy syndrome，ICP）：研究发现，ICP 患者存在高 TG 血脂状态，同时 HDL-C 明显降低，故考虑 ICP 与血脂代谢异常存在联系。

5. 胎儿宫内生长受限（intrauterine growth restriction，IUGR）：胎儿通过胎盘获得的能量和营养物质主要是葡萄糖和氨基酸，而大分子的脂质无法通过胎盘直接吸收。有研究显示，脂肪酸可通过多环节介导经胎盘转运至胎儿。同时亦有研究表明，母体的 TG 和非必

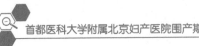

需脂肪酸与胎儿血脂具有相关性。

6.急性胰腺炎：妊娠合并急性胰腺炎最常见的病因为胆道疾病及高甘油三酯水平导致胰腺组织出现自身消化、水肿、出血及坏死。患者可出现上腹痛、恶心、呕吐及发热等症状，病情严重者还可发生休克。对高血脂诱发的急性胰腺炎，可使用胰岛素控制妊娠期高血脂，警惕酮症酸中毒发生。

【预后】

妊娠期脂代谢异常是孕妇发生急性胰腺炎、子痫前期、妊娠期糖尿病和早产的危险因素。因此，孕期应监测血脂变化及母儿合并症的发生，必要时权衡利弊给予降脂药物干预，避免不良妊娠结局的发生。

妊娠晚期脂代谢异常患者产后 10 天内发生脂代谢异常的风险增加，且新生儿发生巨大儿及将来患心血管疾病的概率增加，影响母儿结局，因此对孕期出现严重高甘油三酯血症患者，产后需长期的健康管理以预防心血管疾病等远期并发症。产后 6 周常规复查血脂水平，必要时专科评估心血管事件风险。

本例患者预后：因血脂控制满意，于孕 35 周停口服降脂药，并于产科门诊每周监测血脂水平。患者孕 39 周复查血糖控制可，HbA1c 5.0%，39 周血脂水平 TC 7.89 mmol/L，TG 7.15 mmol/L。于孕 39$^+$ 周自然临产后入院待产，分娩过程顺利，新生儿男婴，2790 g，Apgar 评分均 10 分。产后 42 天复查血脂水平：TC 5.07 mmol/L，TG 3.31 mmol/L。嘱患者产后血脂代谢专病门诊随诊。

【预防】

血脂异常明显受饮食及生活方式的影响，无论是否进行药物治疗，都必须坚持控制饮食和改善生活方式。在满足每日必需营养的基础上控制总能量，建议摄入脂肪不应超过总能量的 30%。脂肪摄入应优先选择富含 n-3 多不饱和脂肪酸的食物（如深海鱼、植物油）。对高危人群建议合理选择各营养要素的构成比例，建议每日摄入碳水化合物占总能量的 50%～60% 为宜，碳水化合物摄入以谷类、薯类和全谷物为主。建议孕期维持健康体重（BMI 20.0～23.9 kg/m^2），孕期控制体重增长。避免不良生活方式，如静坐生活方式、过多胆固醇或饱和脂肪及反式脂肪酸的饮食结构、吸烟。

分析讨论

一、病例特点

患者，35 岁，孕 1 产 0，妊娠期糖尿病，孕期饮食运动控制血糖。孕前体重 54 kg，现体重 64 kg，孕前 BMI 21.09 kg/m^2，孕期体重增加 10 kg。患者孕中期发现 GDM 且 TG 明显增高，指导饮食控制血糖、血脂水平，但未遵医嘱。至孕 31 周血清标本提示乳糜血，患者孕期血脂各项指标变化趋势（孕早期 – 孕 24 周 – 孕 26 周 – 孕 31 周），TC 呈逐渐上升趋势，分别为 5.19 mmol/L-5.94 mmol/L-7.24 mmol/L-11.09 mmol/L。由于目前国内尚无妊娠期高脂血症诊断标准，目前妊娠期高脂血症的诊断标准参考非孕期女性标准，即 TG ≥ 1000 mg/dL，11.4 mmol/L 时诊断为严重高脂血症。入院后评估病情，行药物治疗。患者孕晚期用药物控制血脂水平，母儿结局良好。

二、诊疗思路

对于妊娠期高脂血症，孕期以评估风险为主，必要时药物干预，加强监测，积极预防合并症，避免不良母儿结局。本例患者孕期出现严重高甘油三酯血症，注意鉴别是否并发急性胰腺炎，避免酮症

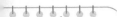

酸中毒等严重并发症的发生。孕期应监测血脂变化及母儿情况，如生活方式干预无改善，权衡利弊后可给予降脂药物干预。此外，产后需随访及长期健康管理，以预防心血管疾病等远期并发症。

三、鉴别诊断

1. 急性胰腺炎：为胰腺组织出现自身消化、水肿、出血及坏死的一种疾病。妊娠合并急性胰腺炎最常见的病因为胆道疾病及高甘油三酯血脂，患者可出现上腹痛、恶心、呕吐及发热等症状，病情严重者还可发生休克。超声或腹部 CT 可进一步明确诊断，对高血脂诱发的急性胰腺炎，应使用胰岛素控制妊娠期高血脂，积极预防感染，并警惕酮症酸中毒发生。

2. 家族性高胆固醇血症（familial hypercholesterolemia，FH）是一种单基因病，呈常染色体显性遗传，是在环境因素和遗传因素共同作用下引发的原发性高脂蛋白血症。FH 的主要特点是患者血清中的 TC 和 LDL-C 含量明显升高，患者的临床表型取决于突变的基因和突变的严重程度，常发生角膜弓、肌腱或皮肤黄色瘤，或早发冠状动脉粥样硬化和冠心病等。

3. 家族性混合型高脂血症（familial combined hyperlipidemia，FCHL）是一种遗传性的脂类代谢异常疾病，是由多种修饰基因和环境因素共同决定的多基因遗传病。FCHL 患者的临床特征是血浆 TC 和（或）TG 升高，LDL-C、小而密低密度脂蛋白胆固醇颗粒和 Apo B 水平也升高，而 HDL-C 降低。FCHL 在普通人群中的估计患病率为 0.5% ～ 2%。小于 40 岁的心肌梗死患者中有 38% 被诊断为 FCHL。FCHL 是心血管事件的独立预测因素。

病例点评

1. 孕期会出现生理性血脂升高，但对于高脂血症，妊娠期需要加强监测及病情评估，警惕子痫前期、妊娠期糖尿病、急性胰腺炎等并发症。

2. 病例中患者孕期出现严重高甘油三酯血症，对此类患者门诊孕产妇管理中要重视病史采集及体格检查。病史采集应注意以下几点。①合并症：有无合并血症异常的疾病，如超重或肥胖、高血压疾病、2型糖尿病、甲状腺功能减退症、胆汁淤积性肝病、肾病综合征。②既往史：有无动脉硬化性心血管疾病史。③家族史：有无早发性心血管病或血脂异常家族史。④不良生活方式：是否为过多胆固醇、饱和脂肪酸及反式脂肪酸的饮食结构，是否吸烟及采取静坐生活方式。⑤用药史：是否应用影响血脂代谢的药物，如噻嗪类利尿剂、口服避孕药、糖皮质激素类等。体格检查应包括身高、体重、腰围、臀围、血压、BMI、腰臀比。辅助检查建议血脂全套（总胆固醇、甘油三酯、LDL-C、HDL-C、Apo A1、Apo B、脂蛋白 a）、甲状腺功能、肝肾功能、血尿常规、空腹血糖、心电图，以及肝、胆、胰、脾、双肾超声。附加检查可包括口服葡萄糖耐量和胰岛素释放试验、运动负荷试验（平板）、超声心动图、四肢血管多普勒检查。

妊娠合并高脂血症应注意鉴别是否并发急性胰腺炎、酮症酸中毒等严重并发症。门诊或住院期间均应监测血脂变化及母儿情况。治疗以生活方式干预为主，本例患者一般治疗后高脂血症无改善，权衡利弊后给予降脂药物干预，血脂控制良好，避免了不良母儿结局的发生。特别要注意，对于高脂血症孕妇，产后需长期的健康管理，预防心血管疾病等远期并发症。

参考文献

1. 中国妇女孕前肥胖诊疗路径专家委员会 . 中国妇女孕前肥胖合并血脂异常的诊治路径 . 中国妇幼健康研究，2019，30（6）：657-663.

2. HERRERA M A，PALOMARES O R，BAHAMONDES O R，et al. Hyperlipidemia during gestational diabetes and its relation with maternal and offspring complications. Nutr Hosp，2018，35（3）：698-706.

（黄诗韵）

018　妊娠合并急性非静脉曲张性上消化道出血 1 例

急性非静脉曲张性上消化道出血（acute non-variceal upper gastrointestinal bleeding，ANVUGIB）是临床最常见的急危重症之一，但妊娠合并急性非静脉曲张性上消化道出血病例较为罕见。ANVUGIB 的发病率近 20 年来逐渐下降，目前趋于稳定。美国 ANVUGIB 的发病率从 2001 年的 78.4/10 万降至 2009 年的 60.6/10 万，其中消化性溃疡所致 ANVUGIB 的发病率也从 48.7/10 万降至 32.1/10 万；欧洲地区 ANVUGIB 的发病率从 1990 年的（55 ～ 66）/10 万降至 2000 年的（25 ～ 35）/10 万。近期我国一项回顾性大宗病例分析显示，与 1997—1998 年相比，2012—2013 年消化性溃疡出血仍然是上消化道出血的最主要原因（52.7%），总体病死率无明显下降。

【诊断】

症状及体征见呕血、黑便，伴或不伴头晕、心悸、面色苍白、心率增快、血压降低等周围循环衰竭征象。部分患者出血量较大、肠蠕动过快也可出现血便。少数患者仅有周围循环衰竭征象，而无显性出血，此类患者应避免漏诊。内镜检查在上消化道发现出血病灶，且无食管、胃底静脉曲张，即可确诊 ANVUGIB。

【病因诊断】

多为上消化道病变所致，少数为胆、胰疾病引起，其中以消化性溃疡、上消化道肿瘤、应激性溃疡、急慢性上消化道黏膜炎症最为常见。近年来服用非甾体消炎药，尤其是阿司匹林或其他抗血小板聚集药物也逐渐成为上消化道出血的重要病因。少见的病因有食管黏膜撕裂症、上消化道血管畸形、胃黏膜脱垂或套叠、急性胃扩

笔记

张或扭转、壶腹周围肿瘤、胰腺肿瘤、胰胆管结石、胆管肿瘤等。某些全身性疾病，如感染、肝肾功能障碍、凝血机制障碍、结缔组织病等也可引起上消化道出血。我国ANVUGIB病因主要包括消化性溃疡（56.6%）、急性胃黏膜病变（13.6%）、恶性肿瘤（13.2%）、其他病因（16.6%）等。

【常用检查】

内镜检查：内镜检查能发现上消化道病变，应尽量在出血后24小时内进行，并备好止血药物和器械。对于合并血流动力学不稳的上消化道出血患者，应在积极液体复苏纠正血流动力学紊乱后尽早行紧急内镜检查。有循环衰竭征象者，如意识淡漠、皮肤苍白、四肢湿冷等，应先迅速纠正循环衰竭后再行内镜检查。危重患者内镜检查时应行血氧饱和度和心电、血压监护。应仔细检查贲门、胃底部、胃体小弯、十二指肠球部后壁及球后等比较容易遗漏的病变区域。十二指肠球部未能发现出血病变者应深插内镜至乳头部检查。

实验室检查：胃液、呕吐物检查，或粪便隐血试验、血常规等。为明确病因、判断病情和指导治疗，尚需进行凝血功能试验、肝肾功能、肿瘤标志物等检查。

病历摘要

患者，女，36岁，主因"停经28周，恶心、呕吐2天，晕厥1次，发现胎死宫内半天"于2016年6月7日1：12入院。

患者平素月经规律，6天/28天，月经量中，无痛经，末次月经2015-11-22，预产期2016-8-29。患者停经20^+天查尿hCG阳性，孕早期无阴道出血。根据孕早期超声核对孕周无误。孕4个月自觉胎动。

孕期因为高龄产妇，行无创 DNA，结果未见异常。入院前两天进食毛豆、海参等海产品后出现恶心、干呕，无腹泻、黑便，来院就诊。入院前曾自行服用丽珠得乐、达喜 1 次，自觉症状稍缓解。后未再服用其他药物。近两日因进食后恶心、呕吐加重，故未进食，仅少量饮水。21：00 左右出现头晕乏力、大量出汗、全身湿冷，站立时突然出现晕厥，险些摔倒，家属发现后及时扶住，诉其有短暂意识丧失，持续约 2 ～ 3 分钟，坐下休息后意识恢复。自觉阴道有液体流出，疑为尿失禁，紧急呼叫 120，急救人员到场后考虑为低血糖所致，急查血糖，未测出，立即给予葡萄糖静脉输入，23：15 由急救车转运至我院急诊，未能闻及胎心，追问病史，患者未觉近日胎动异常。18：00 左右仍可感觉胎动。行急诊超声提示未见胎心、胎动，胎盘位于前壁，厚约 4.3 cm，回声欠均。急诊查血常规见血红蛋白 84 g/L，白细胞 16.87×10^9/L，中性粒细胞 89.4%。尿素氮 18.1 mmol/L，血钾 2.94 mmol/L。患者诉无明显心慌、心悸，无胸闷、气短，无发热、寒战，偶感腹部紧缩，无明显腹痛、阴道流血及流液，急诊以"孕 3 产 1，孕 28 周，胎死宫内；低钾血症；轻度贫血；子宫不全纵隔、恶心呕吐、晕厥待查"于 1：40 收入病房。

2011 年 8 月于我院阴道顺娩一男婴，重 3000 g，现健康。2014 年自然流产 1 次。几年前曾有十二指肠溃疡病史，未正规治疗。否认高血压、糖尿病、心脏病、肝肾疾病病史，否认传染病、手术、外伤、输血、药物过敏史。

【入院查体】

体温 36.9 ℃，脉搏 120 次 / 分，血压 105/68 mmHg，贫血貌，面色苍白，无皮肤湿冷，角膜苍白，巩膜无黄染，心、肺听诊未见异常，肝、脾肋下未触及，腱反射对称存在，四肢活动自如，无水肿。宫高

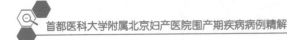

24 cm，腹围 87 cm，羊水量中，宫缩偶有，子宫放松好，胎心未及，胎先露浮。估计胎儿大小 1000 g，阴道检查见宫颈未消，宫口未开。骨盆测量示骨盆出口坐骨结节间径 TO=8.0⁺cm，耻骨弓 90°，骨盆侧壁不聚，骶凹形态好，尾骨不翘。

【辅助检查】

产科超声（2016-5-3）：BPD 6.3 cm，AC 20.6 cm，FL 4.3 cm，AFV 5.3 cm，胎儿头位，胎心、胎动可见。胎儿左侧可见另一宫腔，内膜厚约 1.3 cm。提示单活胎，头位（超声孕周 24 周 6 天），子宫形态异常（不全纵隔可疑）。产科超声（2016-6-7）：未见胎心、胎动，胎盘位于前壁，厚约 4.3 cm，回声欠均，提示单胎，头位（胎死宫内），胎盘非均质增厚。

实验室检查：血常规（2016-6-6 23：50）示血红蛋白 84 g/L，白细胞 16.87×10⁹/L，中性粒细胞 89.4%，血小板 250×10⁹/L。凝血功能示纤维蛋白原 3.8 g/L，D-二聚体 1.86 mg/L，FDP 5.6 μg/mL；急诊生化示 GLU 14.69 mmol/L，K⁺ 2.94 mmol/L，ALB 23.6 g/L，BUN 18.1 mmol/L，乳酸（lactic acid，LAC）5.57 mmol/L。血常规（2016-6-7 3：49）回报示血红蛋白 66 g/L，红细胞计数 2.02×10¹²/L，红细胞比积 19.6%，平均红细胞体积（mean corpuscular volume，MCV）97.0 fL，平均红细胞血红蛋白含量（mean corpuscular hemoglobin，MCH）32.7 pg，白细胞 14.42×10⁹/L，中性粒细胞 89%，血小板 167×10⁹/L；凝血功能示 FIB 2.8 g/L，D-二聚体 1.93 mg/L，PT 12.2 s，APTT 26.10 s；急诊生化示 GLU 8.48 mmol/L，K⁺ 3.36 mmol/L，ALB 20.0 g/L，TP 36.4 g/L，BUN 14.3 mmol/L，LAC 2.43 mmol/L。血常规（2016-6-7 6：51）示血红蛋白 60 g/L，红细胞计数 1.74×10¹²/L，红细胞比积 16.7%，MCV 96.0 fL，MCH 32.8 pg，白细胞 11.68×10⁹/L，

中性粒细胞 83.6%，血小板 149×10⁹/L；凝血功能示 FIB 2.3 g/L，D- 二聚体 1.83 mg/L，PT 12.4 s，APTT 28.20 s；急诊生化示 GLU 10.84 mmol/L，K⁺ 3.33 mmol/L，ALB 17.9 g/L，TP 33.3 g/L，BUN 14.7 mmol/L，LAC 1.35 mmol/L。血常规（2016-6-7 10：50）示血红蛋白 65 g/L，红细胞计数 2.07×10¹²/L，红细胞比积 19.0%，MCV 91.8 fL，MCH 31.4 pg，白细胞 11.11×10⁹/L，中性粒细胞 91.7%，血小板 132×10⁹/L；凝血功能示 FIB 2.2 g/L，D- 二聚体 1.52 mg/L，PT 11.7 s，APTT 28.70 s；急诊生化示 GLU 7.49 mmol/L，K⁺ 4.04 mmol/L，ALB 17.2 g/L，TP 32.7 g/L，BUN 12.2 mmol/L，LAC 1.06 mmol/L，Ca²⁺ 1.83 mmol/L；粪便潜血（−）。2016 年 6 月 7 日 11：10 CRP 4.0 mg/L，PCT 0.18 ng/mL，血沉（erythrocyte sedimentation rate，ESR）19 mm/h。2016 年 6 月 7 日 EB 病毒、细小病毒抗体（−）。

其他检查：电子胃镜检查示贲门小弯可见一不规则环堤溃疡，大小为 3 cm×4 cm，上覆污苔，触之易出血，因患者反应剧烈无法取活检。幽门口牵拉至胃角附近，变形、糜烂、水肿明显，胃镜无法进入。幽门溃疡刷片结果显示炎细胞及上皮细胞，未见恶性肿瘤细胞。

【入院诊断】

孕 3 产 1，孕 28 周，胎死宫内；肾功能不全；低钾血症；轻度贫血；子宫不全纵隔；晕厥待查（上消化道出血？食物中毒？胎盘早剥？）

【治疗】

入院后行静脉补液、补钾（3 g）、头孢美唑抗感染、奥美拉唑 40 mg 静脉滴注保护胃黏膜、氨甲环酸 1 g 止血等对症治疗。积极备血，持续心电监护，记录出入量。3：30 复查血常规及凝血五项、生化全项，回报血红蛋白 66 g/L，红细胞计数 2.02×10^{12}/L，红细胞比积 19.6%，MCV 97.0 fL，MCH 32.7 pg，白细胞 14.42×10^9/L，中性粒细胞 89%，血小板 167×10^9/L；凝血功能示 FIB 2.8 g/L，D- 二聚体 1.93 mg/L，PT 12.2 s，APTT 26.10 s；急诊生化示 GLU 8.48 mmol/L，K^+ 3.36 mmol/L，ALB 20.0 g/L，TP 36.4 g/L，BUN 14.3 mmol/L，LAC 2.43 mmol/L。6：46 嘱患者禁食、禁水，入院后 6：51 复查血常规见血红蛋白降至 60 g/L，红细胞计数 1.74×10^{12}/L，红细胞比积 16.7%，呼叫值班主任医师到场查看患者，急查床旁超声，提示胃扩张，可见胃内不均质内容物及液平面，上界可达肋下，下界达左侧脐周，未见盆腹部游离液体，子宫内可见胎盘附着，厚度与入院检查相比未见明显增厚，厚约 4.4 cm。7：00 给予胃肠减压并留置胃管，倾倒引流液 500 mL（为墨绿色胃内容物）。7：20 胃肠引流液 300 mL。7：20 给予同型红细胞 2 U 静脉输注。8：00 患者血压 126/73 mmHg，脉搏 115 次 / 分，8：30 导尿，呼吸 17 次 / 分。9：30 结尿量为 400 mL，10：30 再次结尿量为 180 mL，后每小时尿量 100 ～ 130 mL。10：00 复查超声提示 BPD 8.3 cm，FL 5.6 cm，AFI 14.6 cm，胎心、胎动未见，胎盘位于前壁，较厚处约 3.1 cm，盆腹腔未见明显游离液体。肝、胆、胰、脾、双肾超声提示脾多发囊肿，余阴性。10：40 华信医院 ICU 李主任会诊患者，患者血红蛋白由 84 g/L 进行性下降为 60 g/L，考虑为内出血所致。尿素氮较入院时有所下降，考虑为肾前性肾功能不全可能性大。从母亲情况来看，产科因素所致的出血依据不充分，根据患者既往消化道溃疡病史，以及目前大量胃内容物潴留，不排除消化道出血可能。虽然胃引流物潜血检查结果呈阴性，但不排除深部出血可能。患者已静脉输注悬浮红细胞 2 U，血红蛋白由 60 g/L 升至 65 g/L，上升不理想，不排除活动性出血可能。可考虑转华信医院做进一步检查以明确诊断及进一步治疗。必要时行胃镜检查并止血。患者与家属沟通后，同意转华信医院 ICU 科。10：50、11：30 两次留取胃管引流液行潜血试验（−）。10：50 血常规示血红蛋白 65 g/L，红细胞计数 2.07×10^{12}/L，红细胞比积 19.0%。13：10 给予悬浮红细胞 1 U 静脉滴注。14：20 输血结束后由 120 急救车转往华信医院，离院血压 121/76 mmHg，脉搏 110 ~ 120 次 / 分，呼吸 20 次 / 分，血氧饱和度 100%。

6 月 7 日转华信医院 ICU 行胃镜可见胃贲门部溃疡、幽门梗阻，给予胃肠减压、禁食水、补液、输血、补充白蛋白、抑酸治疗。6 月 8 日转入华信医院产科，给予催产素静脉滴注引产及米索前列醇促宫颈成熟，6 月 12 日阴道分娩一男婴，外观浸软，肤色暗红，脐带绕颈 1 周。

【出院诊断】

胎死宫内；重度贫血；孕 3 产 2，孕 28 周，LOA 自娩；脐带绕颈 1 周；不全子宫纵隔；贲门撕裂症；幽门梗阻；胃十二指肠溃疡；低钾血症。

【预后】

符合以下任何一条情况者，建议收入 ICU 或抢救室进行治疗：意识障碍；脉搏增快，超过 100 次 / 分，脉搏细弱或不能触及；收缩压＜ 90 mmHg；四肢湿冷，皮肤花纹，黏膜苍白或发绀；尿量小于 30 mL/h 或无尿，以及持续的呕血或便血。

合并重要器官疾病、休克、血红蛋白浓度低、需要输血者的再出血危险增高。无肝、肾疾病者的血尿素氮、肌酐或血清转氨酶升高时，病死率增高。

国外也有评分系统认为以下几项指标是 ANVUGIB 的危险因素：

白蛋白＜ 30 g/L，国际标准化比值（INR）＞ 1.5，神志改变，收缩压＜ 90 mmHg。随着危险因素项目的增加，其预测消化道出血患者病死率的准确性也逐渐增高。

【预防】

对于孕前幽门螺杆菌（helicobacter pylori，Hp）阳性的消化性溃疡患者，应予 Hp 根除治疗及抗溃疡治疗。孕期应用阿司匹林等抗血小板药物时，应监测血常规及凝血功能变化，并仔细询问患者是否有消化道溃疡病史。

分析讨论

一、病例特点

36 岁育龄女性，经产妇，既往有明确的十二指肠溃疡病史。主因"停经 28 周，恶心、呕吐 2 天，晕厥 1 次，发现胎死宫内半天"入院。脉搏 120 次 / 分，血压 105/68 mmHg，贫血貌，面色苍白，宫高 24 cm，腹围 87 cm，宫缩偶有，子宫放松好，胎心未及。

产科超声（2016-6-7）显示未见胎心、胎动，胎盘位于前壁，厚约 4.3 cm，回声欠均。不支持胎盘早剥诊断。入院后血常规：血红蛋白由 84 g/L 降为 60 g/L，红细胞计数最低 1.74×10^{12}/L，红细胞比积最低 16.7%，K^+ 3.33 mmol/L，ALB 17.9 g/L，BUN 14.7 mmol/L，提示有内出血。电子胃镜检查示贲门小弯可见一不规则环堤溃疡，大小为 3 cm × 4 cm，上覆污苔，触之易出血；幽门口牵拉至胃角附近，变形、糜烂、水肿明显，胃镜无法进入。幽门溃疡刷片结果见炎细胞及上皮细胞，未见恶性肿瘤细胞，支持胃溃疡出血的诊断。

二、诊疗思路

患者来院时脉搏 120 次 / 分，血压 105/68 mmHg，贫血貌，面色苍白，已于 120 急救车上开放一条静脉通路，入急诊未及胎心，迅速完善产科超声，急查血常规、凝血五项、全项生化等。诊断胎死宫内、中度贫血、低钾血症，超声检查初步除外胎盘早剥，开放第二条静脉通路，给予乳酸钠林格液 500 mL 静脉滴注后收入院。

入院后静脉补钾、给予头孢美唑钠预防感染，同时进一步完善胎死宫内相关病因学检查，如弓形体、巨细胞病毒、风疹病毒、B19、EB 病毒、阴道分泌物相关检查。间隔 4 小时后复查血常规提示血红蛋白下降至 66 g/L。给予持续心电监护，继续静脉补液治疗。

间隔 3 小时血常规提示血红蛋白降至 60 g/L，床旁超声提示胃部明显扩张，未见盆腹部游离液体。7：00 给予胃肠减压并留置胃管，倾倒引流液 500 mL（为墨绿色胃内容物）。7：20 胃肠引流液 300 mL。初步怀疑上消化道出血可能,给予输血、抑酸治疗，留置尿管，记出入量，禁食、水。完善肝、胆、胰、脾超声，除外肝、胆基础疾病。多次超声除外产科因素内出血，如胎盘早剥可能，请华信医院 ICU 李主任会诊。结合患者既往十二指肠溃疡病史，超声提示大量胃内容物潴留，虽引流物潜血（−），但不除外深部出血可能，输血后血色素上升不明显，有活动性出血可能。建议转往华信医院 ICU。

转入华信医院 ICU 行胃镜检查支持 ANVUGIB 诊断。

三、鉴别诊断

1. 胎盘早剥：胎盘早剥可有腹痛、阴道出血等症状，严重胎盘早剥可出现子宫胎盘卒中、胎死宫内、失血性休克。本患者血红蛋白明显下降、胎死宫内，需与胎盘早剥进行鉴别。查体子宫放松好，偶有宫缩，内诊查宫颈未消、未开，未见阴道出血。超声提示胎盘位于前壁，非均质增厚约 4.3 cm，胎盘与肌壁间未见明显异常回声，可除外此诊断。

2. 感染中毒性休克：患者入院前两天进食毛豆、海参等海产品后出现恶心、干呕，来院前在家曾有晕厥发作，伴大汗、全身湿冷、短暂意识丧失，需除外急性胃肠炎所致的感染中毒性休克。患者自发病来，无畏寒、发热、腹泻，入院检查感染证据不足，白细胞及中性粒细胞增高可为应激改变，可行胃管引流液培养及血培养进一步除外。结合症状及炎症指标，考虑感染中毒性休克可能性不大。

病例点评

患者以贫血伴胎死宫内入院，积极排查胎死宫内原因。先从产科急症排查，如胎盘早剥；再排查产科并发症，如妊娠高血压、妊娠期糖尿病、妊娠期贫血等；进一步排查妊娠合并症，如既往有十二指肠溃疡病史，未系统治疗。

因患者否认呕血、黑便症状，最初未考虑消化道出血诊断。但经静脉补液治疗，患者心率无明显下降，复查血红蛋白进行性下降，伴白蛋白下降、尿素氮升高，再次行床旁超声见大量胃内容物潴留，未见盆腹腔游离液体，后留置胃管，引流出大量墨绿色液体，经输血、抑酸治疗，血色素无明显上升，结合病史，考虑患者合并消化道出血可能性大。经综合医院会诊，转入 ICU，行胃镜检查支持十二指肠溃疡出血诊断。同时胃镜提示幽门梗阻，可解释患者虽有消化道出血，但无黑便及便血症状。

该病例提示我们应仔细询问患者既往病史，当出现无法用产科原因解释的血色素下降时应排除可能的内、外科疾病，及时请相关科室会诊，尽早明确病因并针对病因进行针对性治疗。

值得肯定的是，在查找出血原因的同时，接诊各级医师给予了积极的液体复苏、输血、抑酸治疗，并行心电监护、留置导尿，定期监测血常规、凝血功能等指标的变化及每小时尿量，保障了患者生命体征的平稳，并尽快联系了会诊、转诊，在接诊 24 小时内明确了十二指肠溃疡出血的诊断。

当高度怀疑上消化道出血可能时，给予了奥美拉唑 40 mg 静脉滴注，剂量较保守，参照 2019 版指南，奥美拉唑首剂量可给予 80 mg 静脉滴注后再持续静脉输注（8 mg/h），可满足内镜下止血的需要，并显著减少内镜术后再次出血风险。

参考文献

1. 《中华内科杂志》编辑委员会，《中华医学杂志》编辑委员会，《中华消化杂志》编辑委员会，等 . 急性非静脉曲张性上消化道出血诊治指南 . 中华内科杂志，2019，58（3）：173-180.

（石俊霞）

019 妊娠相关静脉血栓栓塞 1 例

静脉血栓栓塞（venous thromboembolism，VTE）是指静脉血管管腔内血液异常凝结，形成血栓而使血管完全或部分阻塞，引起血液循环障碍。VTE 主要包括深静脉血栓形成（deep vein thrombosis，DVT）和肺栓塞（pulmonary embolism，PE）。血流动力学、凝血 - 纤溶系统的生理性改变，使得妊娠期及产褥期成为 VTE 的危险因素，妊娠期及产褥期妇女发生 VTE 的风险约为非孕期正常妇女的 4 ~ 5 倍。VTE 发生率为 1/2000 ~ 1/1000，剖宫产后发生致命性肺栓塞的风险最高。2000—2013 年，我国孕产妇死因构成比分析结果显示，十余年间我国孕产妇的 VTE 死因构成比呈逐年上升趋势。

【病因】

1. 血液高凝：女性妊娠后，雌激素水平增高，凝血因子Ⅶ、Ⅷ、Ⅹ显著增加，其血管性血友病因子水平较非孕期凝血功能正常女性增高 2 ~ 3 倍，孕晚期孕妇血浆纤维蛋白原含量较非孕期凝血功能正常女性增加 50%；而其抗凝系统活性降低，尤其是蛋白 S 活性明显降低。此外，妊娠期女性的纤溶系统活性在一定程度上受到抑制，导致孕妇体内凝血系统和纤溶系统失衡，血液处于高凝状态。

2. 血管损伤：分娩过程、妊娠期外科手术等操作，均可对血管造成损伤，进而导致血管收缩、血管内皮因子释放、血小板加速聚集等，最终导致 VTE 的发生风险增加。

3. 循环淤滞：妊娠期子宫体积逐渐增大，对下腔静脉及髂静脉等的压迫作用逐渐增加，导致下肢静脉和髂静脉血液回流不畅，下肢静脉血栓形成风险增加。另外，妊娠期孕妇由于行动不便，缺乏锻炼及活动，特别是高危孕妇由于各种原因采取保胎治疗，需要绝对卧床休息，以及我国传统习俗"坐月子"等，均可加重血液循环淤滞，促进 VTE 的发生。

【症状】

深静脉血栓的典型临床症状包括患侧下肢红、肿、胀、痛和皮温升高。偶尔可摸到触痛性条索。体检可见 Homans 征阳性，足向背侧弯曲或压迫小腿肌肉可引起小腿深部疼痛。90% 的肺栓塞患者会出现呼吸过快（＞ 20 次 / 分）和心动过速（＞ 100 次 / 分），但这些表现缺乏特异性，因此要和许多疾病进行鉴别。先兆晕厥和晕厥是较为少见的临床表现，提示有大面积的肺栓塞。

【辅助检查】

1. 静脉多普勒超声：超声探头首先从腹股沟韧带处的股总静脉开始，依次检查大隐静脉、股浅静脉、腘静脉和小腿深静脉。在血管横断面上，超声探头稍加压时，管腔不能被压瘪即可诊断深静脉血栓。

2.D- 二聚体：D- 二聚体是纤溶酶降解纤维蛋白的产物，在非孕妇人群中，推荐检测 D- 二聚体来诊断 DVT。但妊娠本身会引起 D- 二聚体生理性的增高，和非孕期相比，孕中期和孕晚期 D- 二聚体可相应增加 78% 和 100%。故 D- 二聚体在孕期的意义在于它对深静脉血栓性疾病的排除，它的阴性预测值为 100%。但肺栓塞的患者中，D- 二聚体的检查结果可以阴性，可能是因为同深静脉血栓相比，肺栓塞的栓子较小，同时孕期血浆容量增加。故 D- 二聚体检查不适合用于孕期肺栓塞的诊断。

3. 心电图：肺栓塞典型的心电图表现是 S1Q ⅢT Ⅲ改变，其他包括非特异性 ST 改变、右束支传导阻滞、心轴右偏。

4. 胸片：常见的改变有胸腔积液、肺浸润影、肺不张和膈肌升高。

笔记

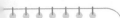

5. 超声心动图：30% ～ 80% 的肺栓塞患者会出现超声心动图右室大小和功能的异常改变。典型的改变包括右室扩张、运动功能减退和三尖瓣反流。

6. 通气 – 灌注扫描术 /CT 肺血管造影：这两种方式均要考虑到母体及胎儿放射性暴露的风险，即致癌风险及致畸风险。灌注扫描指静脉注射放射性同位素标记的白蛋白沉积在肺毛细血管床。通气扫描指吸入放射性标记的悬浮颗粒，然后使用伽马相机评估其分布，诊断效能较高。

📋 病历摘要

患者，女，36 岁，主因"停经 30⁺ 周，无痛性阴道出血 1 小时"于 2018 年 5 月 4 日入院。

患者既往月经规律，末次月经 2017-10-3，预产期 2018-7-9。根据孕早期超声核对孕周无误。孕期因高龄行无创 DNA 检查未见异常。孕 4 个月起自觉胎动活跃至今。孕期血压、血糖未见异常。孕 25⁺ 周因"无痛性阴道出血"，诊断胎盘低置状态，入院保胎，并于孕 27 周给予促胎肺成熟治疗后出院。孕 28⁺ 周，因"再次少量阴道出血"入院观察，超声提示中央型前置胎盘、羊水偏少，复查羊水正常后出院。停经 30⁺ 周再次因"无痛性阴道出血 50 mL"入院。孕期增重 25 kg。既往 2015 年行人流 1 次。

【入院查体】

体温 36.5 ℃，脉搏 76 次 / 分，血压 100/59 mmHg，一般情况好，皮肤无黄染，心、肺听诊未见异常，肝、脾触诊不满意，腱反射对称存在，四肢活动自如，无水肿。宫高 30 cm，腹围 110 cm，羊水量中，无宫缩，子宫放松好，头位，胎心 143 次 / 分，胎先露浮。估计胎儿大小 1700 g，阴道检查、骨盆测量未查。

【辅助检查】

产科超声（2018-5-3）：BPD 8.0 cm，AC 27.8 cm，FL 5.8 cm，AFI 11.5 cm，胎盘位于前壁，下缘超越宫颈内口约 4.7 cm，子宫前壁下段见低回声结节，直径约 3.6 cm。

实验室检查：5 月 7 日血红蛋白 85 g/L。凝血功能示 D- 二聚体 1.19 mg/L。

影像学检查：5 月 19 日胸部 CT 平扫示双侧胸腔可见大范围片状水样密度影，双肺下叶局部肺组织膨胀不全，右肺下叶可见斑片状模糊影，双肺支气管血管束普遍增厚。5 月 23 日 CTPA 示肺动脉主干直径约 2.8 cm，右肺下叶基底段主干、后基底段肺动脉分支内可见不规则充盈缺损，外基底段及背段部分分支内似可见充盈缺损，左肺下叶基底段见附壁低密度影，双肺下叶不张，双肺散在肺组织膨胀不全，双侧胸腔积液。

【治疗】

入院给予二次促胎肺成熟、氨甲环酸止血、硫酸镁保护神经、头孢呋辛预防感染。

5 月 7 日晨患者诉心慌、憋气，咳嗽伴咳痰，查体血压 120/57 mmHg，脉搏 90 次 / 分，血氧饱和度 94% ～ 95%（吸氧），一般情况好，双肺呼吸音粗，未闻及干、湿啰音，腹软，未及宫缩，胎心 140 次 / 分，双下肢水肿（＋）。给予吸氧（3 L/min）、心电监护，胎心监护 NST（＋）。急查血常规提示血红蛋白 85 g/L。请内科急会诊，考虑呼吸道感染不除外，给予沐舒坦、复方鲜竹沥液口服，嘱雾化吸入，急查动脉血气示氧合指数 206，PCO_2 32.4 mmHg，PO_2

68 mmHg，pH 7.4；凝血功能示 D- 二聚体 1.19 mg/L。5 月 7 日双下肢彩超未见异常；心脏彩超示二尖瓣轻度反流，EF 69%；心电图提示偶发室早；胸部超声双侧胸腔积液。不除外心衰可能，给予呋塞米 20 mg 入壶，嘱患者半卧位，适当控制饮水量。记出入量。

5 月 8 日夜间再次阴道出血 50 mL，遂行子宫下段横切口剖宫产 + 子宫肌瘤剔除术，术前留置颈静脉置管。手术顺利，术中出血 510 mL，静脉输注悬浮红细胞 2 U，娩一女婴，出生体重 1600 g，阿氏评分 10-10-10。术后当日无明显胸闷、憋气。手术后当天出现左下肢肿胀，查下肢血管超声未见异常。术后持续心电监护，低流量吸氧，血氧饱和度 98% ~ 99%，复查血红蛋白 107 g/L，术后第四日出院。

出院后左下肢肿胀逐渐加重，于 5 月 16 日（术后 8 日）出现胸闷、憋气，就诊于北京积水潭医院，行双下肢超声提示左侧腘静脉、胫后静脉、小腿肌间静脉血栓。5 月 17 日行"下腔静脉滤器植入术"，CTPA 提示双侧肺动脉分支多发充盈缺损、左下肺渗出影，考虑急性肺栓塞。给予克赛 60 mg，q12 h 皮下注射抗凝，5 月 18 日 21：00 更换为肝素 25000 IU+50 mL 生理盐水，2.7 mL/h 泵入，5 月 19 日 6：00 减量至 2.2 mL/h。5 月 18 日体温最高 39.3 ℃，考虑肺部感染可能，血常规提示白细胞 10.23×10^9/L，给予舒普行深静脉抗感染，同时给予祛痰、雾化等对症处理。

于 5 月 19 日转入人民医院 ICU 进一步治疗。5 月 19 日查体左肺可闻及湿啰音，脉搏 121 次 / 分，心律齐，心音正常，剖宫产手术瘢痕愈合好，右侧大腿根部穿刺点无渗血，左侧下肢肿胀，肤色正常，皮温正常，足背动脉搏动正常，右下肢无水肿。于人民医院 ICU 继续抗凝、抗栓治疗，予抗感染、补液、止痛、抑酸、脏器功能支持、平衡电解质等对症支持治疗。急查常规化验、心电图正常，床旁胸片提示双肺纹理增重，右肺透亮度减低，双侧胸腔积液可能。患者经治疗后肺动脉内栓子大部分自溶，肺栓塞情况较前好转，生命体征平稳，症状好转；复查肺 CT 提示双肺下叶多发段及段以下分支肺动脉栓塞，右侧著，双肺下叶局部肺梗死可能，双肺下叶不张，双肺散在肺组织膨胀不全，双侧胸腔积液。

5 月 24 日转入普通病房，继续予低分子肝素抗凝，后续可序贯为华法林口服，监测凝血指标 INR 2 ～ 3，重叠 3 天后停用低分子肝素，体温、血常规正常 3 天后停静脉抗生素，间断利尿治疗胸腔积液，筛查自身抗体谱、免疫系列、肿瘤常规、狼疮抗凝物、抗心磷脂抗体、抗凝血酶Ⅲ等均未见异常。复查胸片提示双肺纹理增重较前好转，双侧胸腔积液较前减少。于 6 月 1 日出院。

【预后】

妊娠相关 VTE 虽然发病率低，但会对孕产妇造成致命的影响，如果 DVT 得不到及时诊断和治疗，15% ～ 24% 会发展为 PE，妊娠期间的 PE 15% 是致命的，66% 会在栓塞发生的 30 分钟内死亡。

【预防】

对于有明确血栓高危因素，如高龄、肥胖、吸烟、妊娠期高血压疾病、产后出血使用止血药及输血、子宫过度增大（羊水过多、合并子宫肌瘤）、剖宫产（尤其是紧急剖宫产）术后、围产期心肌病、肿瘤、卧床、下肢静脉曲张，以及有其他慢性病的产妇，围术期预防性剂量的低分子肝素治疗是合适的。所有住院和卧床休息的产妇、剖宫产术后患者都应使用弹力袜和充气加压装置预防血栓。

分析讨论

一、病例特点

患者 36 岁，孕期增重 25 kg，孕期长期卧床，因中央型前置胎盘伴阴道出血行剖宫产，术中给予输血治疗。这些因素均为妊娠期下肢静脉血栓发生的高危因素。

术后当日即出现左侧下肢水肿，行双下肢彩超未见异常。术后血氧饱和度较一般产后低，给予多日低流量吸氧、心电监护治疗。术后 8 日出现胸闷、憋气，行双下肢超声提示左侧腘静脉、胫后静脉、小腿肌间静脉血栓，5 月 17 日行 "下腔静脉滤器植入术" 及 CT 肺血管造影提示急性肺栓塞。

二、诊疗思路

患者有长期卧床保胎、剖宫产术后、术中输血的高危因素，剖宫产术后当日出现左下肢水肿。术后 8 天明显胸闷、憋气，行双下肢彩超提示左下肢静脉血栓，CT 肺血管造影提示急性肺栓塞。

三、鉴别诊断

1. 肺部感染：患者可有咳嗽、咳痰、发热等不适，血常规提示白细胞升高，胸片及肺部 CT 提示肺部片状阴影等炎症改变。行痰培养及支气管镜检查可获得病原学诊断依据。

2. 心力衰竭：患者可有心脏原发疾病，如心肌炎、先心病、妊娠期高血压性心脏病等基础疾病，症状表现为胸闷、气促、端坐位呼吸、下肢对称性水肿等，妊娠期以左心衰更为常见。查体可发现心音低钝，左心衰时肺底可闻及啰音，右心衰时可有颈静脉怒张，超声心动图提示心脏射血降低，室壁运动异常等，心衰标志物 BNP 显著升高。

病例点评

　　孕期首次出现的静脉血栓栓塞症需要接受至少 20 周治疗性剂量的抗凝治疗。孕期选择普通肝素和低分子肝素都是安全有效的。治疗期间监测 APTT 的变化。

　　患者产后发生血栓的风险增加，如既往因外科手术引发 VTE、有血栓形成倾向、为住院患者、外科操作史、早孕期卵巢曾有过度刺激，以及肿瘤、1 型糖尿病、系统性红斑狼疮、抗磷脂抗体综合征患者等，孕期及产后最少应用 10 天低分子肝素进行预防。此例患者属中度危险人群，产后未行血栓物理预防，未给予预防剂量的低分子肝素，应属产后管理的缺陷。但患者术后 8 日出现下肢水肿伴胸闷、憋气后，积极完善了双下肢彩超及 CTPA，VTE 及 PE 诊断及时，治疗到位，预后良好。

参考文献

1. 郑勤田，杨慧霞. 产科学：正常和异常妊娠. 北京：人民卫生出版社，2018.
2. 薛晓红，顾蔚蓉. 妇产科急症诊治. 北京：人民卫生出版社，2018.

（石俊霞）

020 妊娠合并主动脉夹层 1 例

主动脉夹层（aortic dissection，AD）为以主动脉内膜破裂，血液涌入中膜沿长轴撕裂主动脉形成假腔为病因，起病急，病死率高，是极其凶险的大血管疾病。根据手术需要分为 A、B 两型，A 型破口位于升主动脉，适合急诊外科手术；B 型夹层病变局限于腹主动脉或髂动脉，可先内科治疗，再行开放手术或腔内治疗。AD 如果未得到有效救治，其死亡率每小时增加 1%～2%，48 小时死亡率 50%，2 周内死亡率 70%～80%。妊娠合并 AD 是一种较罕见的疾病，常见于妊娠晚期及产褥早期，发病率为 3.9/10 000，同时危及母儿生命。AD 发病与高血压、性别、年龄、先天性疾病等因素相关，AD 患者群的平均年龄为 63 岁，男性约占 65%，其中，50.1%～75.9% 的 AD 患者伴有高血压，70% 的 AD 患者合并有遗传性马方综合征。临床表现主要有疼痛、高血压、心血管症状、脏器和肢体缺血表现等。常用检查为超声心动图、心电图、胸片等。

病历摘要

患者，女，37 岁，因"孕 39 周，妊娠期高血压"于 2020 年 4 月 8 日入院。

患者平素月经规律，自然受孕，孕 17+ 周产检血压 140/90 mmHg，休息后复测 133/74 mmHg。建议行动态血压监测，患者未测。孕 25+ 周血压升高，平素血压控制在 140/90 mmHg，最高 162/101 mmHg，未服用降压药物。孕 36 周开始血压波动较大，收缩压 120～170 mmHg，舒张压 60～111 mmHg，予口服拉贝洛尔 100 mg、bid，行超声心动提示升主动脉径 31.9 mm，主动脉根部径 19.5 mm，室壁增厚，左室舒张功能降低。孕 38 周行肝、胆、胰、脾、双肾 B 超及双下肢静脉超声，均未见异常，调整拉贝洛尔用量为 100 mg、q8 h。患者孕期尿蛋白均阴性，孕 39 周收入院。患者身高 168 cm，孕前体重 85 kg，BMI 30.1 kg/m²，孕期增重 13.5 kg，既往孕 0 产 0，否认慢性高血压、糖尿病、心脑血管疾病病史。

【入院查体】

体温 36.3 ℃，脉搏 74 次 / 分，血压 136/90 mmHg，一般情况好，腹部膨隆，宫高 31 cm，腹围 122 cm，胎心 140 次 / 分，子宫放松好，无压痛，估计胎儿体重 3400 g。阴道检查宫颈长 2 cm，质硬，宫口未开，先露 S= –3，TO=9 cm。

【辅助检查】

实验室检查：血常规（2020-4-8）WBC 9.09 × 10⁹/L，NE 82%，HGB 129 g/L，HCT 38%，PLT 174 × 10⁹/L。尿常规（2020-4-7）尿蛋白阴性，尿比重 1.009。生化功能（2020-4-8）ALT 16.9 U/L，AST 18.8 U/L，BUN 4.5 mmol/L，UA 490 μmol/L，CRE 56.5 μmol/L，ALB 35.8 g/L，TP 63.9 g/L，LDH 221 U/L，TG 2.75 μmol/L，总胆固醇（cholesterol，CHO）5.63 mmol/L。凝血功能（2020-4-8）FIB 3.39 g/L，D- 二聚体 1.86 mg/L。

影像学检查：B 超（2020-4-7）示单活胎，头位，FL 7.5 cm，AC 33.8 cm，AFI 17.3 cm。

其他检查：胎心监护 NST（＋）。

【治疗】

入院监测血压收缩压波动在 110 ～ 170 mmHg，舒张压波动在 75 ～ 111 mmHg，修正诊断"重度子痫前期"。予拉贝洛尔 100 mg、 q8 h 口服，硝苯地平 10 mg、qd 口服，安定 5 mg、qn 口服，硫酸镁 2.5 g 负荷量 +15 g 静脉滴注。

因患者孕 39 周，重度子痫前期，胎先露入盆欠佳，行催产素点滴引产，规律宫缩 4 小时后，胎先露入盆姿态欠佳（斜头），患者血压最高 165/105 mmHg，控制欠满意，出现轻微中枢神经系统症状，行剖宫产，术中胎头高浮，剖宫产产钳助娩一活婴 3250 g，阿氏评分均 10 分。术中出血 300 mL，手术顺利，患者未诉不适。术后修正诊断"慢性高血压并发子痫前期"，VTE 评分 4 分，嘱行踝泵运动、穿弹力袜、低分子肝素皮下注射。

术后第二日患者转身后突发胸骨后持续、撕裂样剧痛，伴胸闷、憋气、濒死感，测血压（137 ～ 166）/（58 ～ 90）mmHg，脉搏 65 ～ 73 次 / 分，予持续心电监护，联系超声心动，予拉贝洛尔 100 mg、硝苯地平 10 mg 口服降压，联系内科会诊。后患者自觉胸骨后疼痛略缓解，伴胸闷、胸骨后压榨感，后背持续性疼痛，血压（126 ～ 131）/（58 ～ 69）mmHg，脉搏 65 ～ 73 次 / 分，超声心动示主动脉夹层形成可能，予安定 2.5 mg 镇静、吗啡 5 mg 镇痛，联系区急救网络进行转诊。后患者胸痛缓解，胸闷同前，血压（153 ～ 160）/（71 ～ 85）mmHg，脉搏 65 ～ 67 次 / 分，医护陪同下由 120 转至专科医院。

【出院诊断】

孕 1 产 1，孕 39+ 周，LOA 剖宫产；主动脉夹层 A 型；产后出血（1200 mL）；轻度贫血；慢性高血压并发子痫前期；妊娠合并子宫肌瘤；肥胖症；高龄初产。

【预后】

患者转至专科医院后行升主动脉及主动脉弓置换术，术后恢复良好，患者病情平稳。

【预防】

由于妊娠期生理变化，即使不存在其他危险因素，妊娠本身就是 AD 的危险因素，此外，包括主动脉瓣二叶化畸形、主动脉缩窄、马方综合征、Ehlers-Danlos 综合征、Loeys-Dietz 综合征、SMAD3 主动脉病、特纳综合征在内的遗传性结缔组织病和家族性胸部动脉瘤都可能导致 AD。美国心脏病学会基金（American College of Cardiology Foundation，ACCF）和美国心脏协会（American Heart Association，AHA）指南建议主动脉根部直径＞ 40 mm 的女性应在怀孕前接受预防性手术治疗。欧洲心脏病学会（European Society of Cardiology，ESC）指南建议预防性治疗的指征是主动脉根部直径＞ 45 mm。但部分研究者则倾向于更宽泛的治疗指征。

分析讨论

一、病例特点

37 岁，初产妇，孕 39 周，慢性高血压并发子痫前期，肥胖，产妇母亲可疑因 AD 猝死。

二、诊疗思路

主动脉夹层的大多数患者突发胸背部疼痛，A 型多见于前胸和肩胛间区、B 型多在背部、腹部。疼痛剧烈难以忍受，起病后即达高峰，呈刀割样或撕裂样。少数患者起病缓慢，疼痛不显著。大部分患者可伴有高血压，有心血管症状、脏器和肢体缺血表现。心电图可无特异性改变，胸片检查见上纵隔或主动脉弓影增大，超声心动对于诊断很有价值，核磁为诊断金标准。对于任何可疑或诊断为本病的患者，应立即住院进入 ICU 治疗。

三、治疗

分为非手术治疗及手术治疗。

1.非手术治疗：①镇痛。疼痛严重者可给予吗啡类药物止痛，并镇静、制动，密切注意神经系统、肢体脉搏、心音等变化，监测生命体征、心电图、尿量等，采用鼻导管吸氧，避免输入过多液体导致血压升高及引起肺水肿等并发症。②控制血压和降低心率。联合应用 β 受体阻断剂和血管扩张剂，以降低血管阻力、血管壁张力和心室收缩力，控制收缩压于 100 ～ 120 mmHg、心率在 60 ～ 75 次 / 分以防止病变扩展。③通气、补充血容量。严重血流动力学不稳定患者应立刻插管通气，补充血容量。

2.手术治疗：切除内膜撕裂口，防止夹层破裂所致的大出血，重建因内膜片或假腔造成的血管阻塞区域血流。① A 型主动脉夹层。为防止急性 A 型夹层破裂或恶化，应尽早手术治疗，慢性期患者如观察后病情恶化，也需手术。A 型夹层需在体外循环下进行，手术的关键是找到内膜破口位置，明确夹层远端流出道情况，根据病变不同，采用不同手术方式（升主动脉置换、Bentall 手术、Sun 式手术）。② B 型主动脉夹层。随着血管腔内技术及支架材料不断发展，B 型主动脉夹层更多使用覆膜支架隔绝，优点为创伤小，出血少，恢复快，死亡率低，尤其适用于高龄及全身情况差、无法耐受传统手术者，已成为复杂性 B 型主动脉夹层的标准治疗术式，也适用于部分累及主动脉弓或内脏动脉的夹层病例。

在本病例中，患者慢性高血压并发子痫前期，术后第二天突发胸骨后持续、撕裂样疼痛，立即行超声心动图示主动脉夹层，予降压、镇静、镇痛治疗，积极联系区急救网络转诊，于专科医院行急诊手术治疗（升主动脉及主动脉弓置换术），患者术后恢复良好。

四、鉴别诊断

1. 急性心肌梗死（acute myocardial infarction，AMI）：疼痛一般逐渐加剧，部位多局限于胸骨后，不向后背放射，吗啡止痛疗效较好。而 AD 疼痛常突然发生，极为剧烈，部位广泛，多向后背放射，吗啡常用剂量多无效。AMI 发病时血压偏高，后逐渐降低，休克时血压明显降低，双侧脉搏、血压及上下肢血压对称。而 AD 休克时血压不一定降低，有时反而增高，夹层累及主动脉分支时可出现双侧脉搏、血压及上下肢血压不对称。AMI 时心电图和心肌酶谱呈规律性异常演变，而 AD 心电图和心肌酶谱仅呈非特异性异常。

2. 急腹症：主动脉夹层累及腹主动脉及其大分支时，可引起各种急腹症表现，但根据 AD 疼痛特点、血压与脉搏的异常，结合超声心动图等影像学检查可鉴别。

病例点评

1. 患者为慢性高血压合并妊娠，孕期应严密监测血压，控制体重，并不断评估血压对全身各系统的影响程度。

2. 妊娠早期应给予阿司匹林口服预防子痫前期。

3. 孕期血压波动，调整降压药物及药量，有效控制血压至稳定。

4. 剖宫产指征及选择较为准确，术中应用产钳助产技术较为适宜，避免了胸腹腔过度受压。

5. 患者可能有 AD 家族病史，是疾病诊断的重要信息。发生 AD 症状后需主动告知，入院时应加强既往家族史的问诊。

参考文献

1. 陈苏伟，钟永亮，里程楠，等.妊娠期主动脉夹层的综合管理策略.中国胸心血管外科临床杂志，2019，27（9）：1094-1098.

2. 石烽，王志维.γ干扰素在主动脉夹层发病中的研究进展.中华老年心脑血管病杂志，2019，21（4）：431-433.

3. KIMURA N，AIZAWA K，KAWAHITO K，et al. Outcomes of early-onset acute type A aortic dissection-influence of etiologic factors.Circ J，2019，83（2）：285-294.

4. LIU Z，PANG X，ZHANG X，et al. Incidence and risk factors of delirium in patients after type-A aortic dissection surgery.J Cardiothorac Vasc Anesth，2017，31（6）：1996-1999.

5. 石烽，王志维.主动脉夹层发病相关危险因素分析.中华老年心脑血管病杂志，2020，22（1）：28-31.

（冯轶）

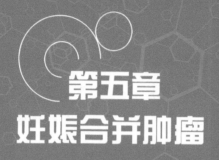

第五章
妊娠合并肿瘤

021　妊娠合并子宫肌瘤 4 例

妊娠合并子宫肌瘤红色变性

　　子宫肌瘤是女性生殖器官最常见的良性肿瘤，由平滑肌及结缔组织组成，常见于育龄期女性。据报道，子宫肌瘤在妊娠期的发生率为 0.1% ～ 3.9%。10% ～ 30% 的妊娠合并肌瘤孕妇在妊娠期、产程中或产褥期会出现各种相关的并发症，与肌瘤的大小、数目、位置相关。子宫肌瘤红色变性多见于妊娠期或产褥期，为肌瘤的一种特殊坏死类型，发生机制不清，可能与肌瘤内小血管退行性变引起血栓及溶血、血红蛋白渗入肌纤维间有关。临床主要表现为局部腹痛，可伴有恶心、呕吐、发热及白细胞升高。腹部触诊时肌瘤部位压痛

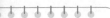
明显，B超有助于鉴别诊断。肌瘤剖面为暗红色，如半熟的牛肉，质软，漩涡状结构消失。镜检见组织高度水肿，假包膜内大静脉及瘤体内小静脉血栓形成、广泛出血伴溶血、肌细胞减少、细胞核常溶解消失，并有较多脂肪小球沉积。典型的子宫肌瘤红色变性易于诊断，本病例为一例子宫肌瘤红色变性后外观异常，术中给诊断带来疑惑的病例。

🗒 病历摘要

患者，女，39岁，主因"停经39^{+6}周，入院待产"于2017年8月25日住院。

平素月经规律，5～6天/23～25天，月经量中，无痛经，LMP 2016-11-19，EDC 2017-8-26。停经30$^+$天查尿hCG（＋），孕6$^+$周B超提示后壁子宫肌瘤7.7 cm×5.7 cm×5.4 cm，胎儿大小符合孕周，孕12周B超提示子宫后壁外突低回声结节5.7 cm×6.9 cm×7.7 cm。孕20周孕妇自觉下腹轻微坠胀，无腹痛、阴道流血流液等不适，休息一周后消失。孕22周B超提示子宫左侧壁低回声结节6.2 cm×5.8 cm×6.0 cm，子宫肌瘤大小无明显变化。孕4个月自觉胎动。孕期无创DNA低风险，孕24$^+$周OGTT 4.29 mmol/L-9.14 mmol/L-9.49 mmol/L，诊断妊娠期糖尿病，给予饮食、运动指导，血糖空腹控制在4.8～5.1 mmol/L，餐后2小时血糖5.7～6.8 mmol/L。孕期血压正常。30周B超提示左侧壁低回声结节4.6 cm×6.4 cm×3.7 cm，36周B超提示左侧宫底低回声结节3.6 cm，39$^+$周B超提示左宫底外突低回声结节5.2 cm×3.8 cm。因妊娠期糖尿病，于孕39^{+6}周收入院计划分娩。

2015 年行宫腔镜黏膜下肌瘤剔除术，为前壁肌瘤，60% 凸向宫腔，大小 5.5 cm×5.0 cm，术后病理提示子宫肌瘤，透明变性，术后定期复查 B 超，提示子宫肌瘤直径 3 cm。

【入院查体】

体温 36.9 ℃，脉搏 80 次 / 分，血压 107/62 mmHg，心、肺听诊未闻及异常，肝、脾肋下未触及，宫高 30 cm，腹围 94 cm，胎心 140 次 / 分，头浅入，估计胎儿大小 3100 g，骨盆各径线正常。

【辅助检查】

实验室检查：血常规、凝血五项未见明显异常。

影像学检查：8 月 22 日 B 超示单活胎，头位，BPD 8.9 cm，FL 7.2 cm，AC 33.4 cm，AFI 12.8 cm，胎盘 Ⅱ 级，位于前壁，孕妇子宫左宫底外突低回声结节，大小 5.2 cm×3.8 cm。

其他检查：胎心监护 NST 反应型。

【入院诊断】

孕 1 产 0，孕 39^{+6} 周，LOA；妊娠期糖尿病；子宫肌瘤合并妊娠；瘢痕子宫；高龄初产。

【治疗】

该患者合并妊娠期糖尿病，血糖控制良好，不宜过预产期分娩，故于预产期前收入院计划分娩。估计胎儿中等大小，骨盆各径线正常，子宫肌瘤位于后壁宫底，不影响胎先露下降，产力好，枕位正，可进行阴道试产。因既往行宫腔镜下子宫肌瘤剔除术，故考虑用催产素引产。因合并妊娠期糖尿病，产程中加强血糖监测。

产程中宫口开 5 cm 因胎儿窘迫、瘢痕子宫，产程进展不满意，行剖宫产，术中视探查情况决定是否剔除子宫肌瘤。术中见羊水 Ⅱ 度污染，顺利娩一 2945 g 女婴，评分好，术后给予常规抗感染治疗，恢复良好，如期出院。

　　术中见子宫左后壁外突肌瘤样组织，直径 4 cm，表面破溃口突出淡黄色类似大网膜样组织，片状，约 10 cm×4 cm 范围，周围游离，质韧，探查宫腔内平坦，未触及肌瘤，术中赘生物性质不明，不似大体肌瘤组织，无子宫肌瘤红色变性典型外观，反而与大网膜相似（图 21-1）。术中考虑可能为上次手术时发生了忽略的穿孔，而后子宫局部炎性增生，被覆大网膜后大网膜缺血、坏死，与正常网膜组织断离，考虑大网膜变性，故行赘生物大部分切除，术后病理提示子宫平滑肌瘤，广泛红色变性。患者术后恢复良好，无发热、腹痛，如期出院。嘱定期复查 B 超了解肌瘤变化情况。

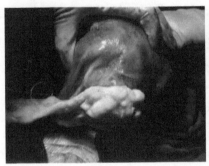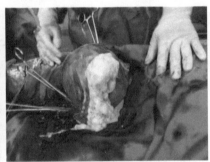

图 21-1　术中情况

【常见并发症】

　　1. 产科急腹症：妊娠期子宫肌瘤红色变性最常见，是产科急腹症之一，多发生于妊娠期 4 个月之后，较大的肌瘤多发，但小肌瘤也可发生，红色变性的肌瘤直径平均约 4 cm，浆膜下肌瘤多见。典型症状是局部腹痛，可伴恶心、呕吐、发热及白细胞增高等急性全身炎症反应，查体肌瘤部位压痛明显。B 超和 MRI 有助于诊断。在极少数情况下，红色变性的肌瘤可发生破溃引起急腹症。

　　2. 流产：妊娠期子宫肌瘤红色变性，可刺激子宫，诱发宫缩，

笔记

引起晚期流产。

【预后】

术中未剔除肌瘤组织，术后定期行 B 超检查了解子宫肌瘤情况。

分析讨论

一、病例特点

39 岁高龄初产妇，孕期合并妊娠期糖尿病，血糖控制良好，子宫肌瘤合并妊娠，子宫肌瘤在妊娠期增大，孕期无明显特异症状。子宫肌瘤位于后壁宫底，不影响胎先露入盆，估计胎儿中等大小，骨盆各径线正常，有阴道分娩条件。既往曾行宫腔镜下子宫肌瘤剔除术，复习手术资料，为 I 型黏膜下肌瘤，故此次妊娠子宫为瘢痕子宫。

二、诊疗思路

本病例孕期子宫肌瘤无特殊，故此次入院主要是计划分娩，估计胎儿中等大小，骨盆各径线正常，有阴道分娩条件。因合并妊娠期糖尿病，不宜过预产期，故于 39^{+6} 周未自然临产时入院引产。既往曾行 I 型黏膜下肌瘤剔除术，故考虑行催产素引产较为安全。本病例术后病理诊断子宫肌瘤红色变性，剖宫产术中子宫肌瘤红色变性异常外观为临床诊断带来了不确定性，所以在此探讨妊娠期子宫肌瘤红色变性的基础知识及妊娠期子宫肌瘤红色变性的治疗。

1. 妊娠期子宫肌瘤的变化特点

传统观念认为，子宫肌瘤随妊娠子宫的增大而迅速增大，但最新的观点认为，妊娠期间不是所有的子宫肌瘤都增大，妊娠对肌瘤的影响并非一成不变。研究认为，妊娠期子宫肌瘤增长最快，肌瘤增长＞2 cm 的患者占 46%，6% 合并有症状的红色变性，81.4% 分娩后病理证实发生肌瘤红色变性。研究表明，肌瘤的增长是孕期依赖性的，孕早期肌瘤保持不变或增大，可能是对增加的雌激素的早期反应；孕中期，直径 2.0 ~ 6.0 cm 的肌瘤多保持不变或有所增大，直径＞6 cm 的较大肌瘤则逐渐变小，可能与雌激素受体下调有关；孕晚期，肌瘤多保持不变或有所缩小，体现了雌激素受体下调的结果。同时报道称，孕 20 周前约 45% 的子宫肌瘤体积增大，孕 20 周后，75% 的子宫肌瘤体积减小。研究表明，妊娠早、中期更容易发生因肌瘤增长而引起的并发症，主要表现为腹痛、肌瘤局部压痛。疼痛的原因可能是妊娠期子宫肌瘤增长过快，发生缺血梗死或出血坏死。

2. 妊娠期子宫肌瘤红色变性的治疗

妊娠期子宫肌瘤红色变性主要采取保守治疗，包括心理安慰、卧床休息、适当应用抗生素、规律宫缩者给予宫缩抑制剂。疼痛主要以对症处理为主，在国外，通常不用抗生素治疗，可以使用乙酰氨基酚，国内对肌瘤疼痛的处理与国外有不同之处，国内建议应用抗生素预防感染，宫缩者予宫缩抑制剂，必要时予镇静剂、止痛剂。

（1）保守治疗：妊娠期子宫肌瘤红色变性大多可经保守治疗后继续妊娠，症状多在 7 ~ 14 天自行缓解，预后良好。采取保守治疗的理由如下。①妊娠期子宫血运丰富，肌瘤边界不清，与非孕期相比，操作困难，术中出血多，手术要求比较高。②妊娠期行子宫肌瘤剔除术，易诱发宫缩，甚至破水，导致流产、早产、子宫破裂等。③分娩后激素水平下降，妊娠期增大的子宫肌瘤产后会缩小。故在不影响妊娠的前提下，可保守观察。妊娠期子宫肌瘤红色变性保守治疗的具体措施包括：①一般支持治疗，心理安慰，卧床休息，静脉输液，纠正水、电解质平衡等。②肌瘤部位放置冰袋，减轻疼痛。

③适当给予镇静剂和止痛剂，口服布洛芬 600～800 mg，对缓解疼痛有较好的效果。④抑制宫缩，应用沙丁胺醇、硫酸镁等宫缩抑制剂。⑤预防感染，肌瘤红色变性并非感染所致，但红色变性后局部血流障碍，易坏死及感染，可用青霉素、头孢类等对胎儿影响不大的抗生素。近年来，国内报道小剂量肝素治疗妊娠期子宫肌瘤红色变性疗效较好。妊娠期肌瘤红色变性的病理生理反应为静脉血栓及炎症，这为肝素治疗提供了临床依据。肝素在体内除抗凝作用外，还有抑制炎症反应的作用。在国外，肝素也是妊娠期妇女常用的起选择性抗凝作用的药物，因为肝素不能通过胎盘，可以广泛应用于胚胎期和胎儿期。低分子肝素与普通肝素相比，具有更多优点，主要通过抗凝血酶调节因子 Xa 活动发挥抗凝作用，分子量越低，抗凝血酶因子 Xa 活性越强，这样使抗血栓作用与出血作用分离，保持了肝素抗血栓作用而降低了出血风险。文献报道低分子肝素钙能有效缓解妊娠期子宫肌瘤红色变性症状，虽然近几年低分子肝素用于妊娠期肌瘤红色变性有了突破性进展，疗效满意，但仍需临床大样本进一步证实。

（2）手术治疗：妊娠期子宫肌瘤红色变性，如保守治疗无效，患者高热不退、疼痛剧烈等症状加重，或肌瘤增长明显影响继续妊娠，都应考虑手术治疗。必要时妊娠期子宫肌瘤切除术是可行的，在严格选择适应证的前提下，慎重选择病例，手术最好是在妊娠 5 个月之前施行。若在妊娠早期肌瘤较大或伴变性，估计难以继续妊娠或会有不良妊娠结局的，可考虑肌瘤剔除术并结束妊娠，先行肌瘤剔除或两者同时进行。在妊娠中期，胎盘发育完善，子宫不是很大，对外界刺激反应差，诱发流产和早产的危险性较小，如浆膜下子宫肌瘤变性保守治疗失败，可行腹腔镜下肌瘤剔除术，壁间肌瘤则以经腹肌瘤剥除为宜。进行手术前，应征得患者及家属的充分知情同意。妊娠期子宫肌瘤剥除术术中及术后需注意以下几点。①由于术中宫体不能注射缩宫素和应用止血带，术中动作应轻柔、快捷，避免牵拉、压迫子宫，尽量减少对子宫的刺激和出血机会。②术中仔细分辨肌瘤包膜，在包膜内准确分离是减少出血的关键，钝性剥除瘤核，着力在肌瘤上，避免刺激子宫。③充分保留肌瘤包膜和周围的肌组织，减小切口张力，以利于伤口愈合。④术中注意避免与宫腔相通，肌瘤剥除后，彻底封闭瘤腔，不留无效腔，尽量避免出血和血肿形成。⑤术后充分卧床休息，适当给予镇静剂和宫缩抑制剂，密切监测宫缩、体温和胎儿情况。⑥定期产前检查，超声了解切口愈合情况，防止子宫先兆破裂或破裂，临近预产期提前入院，分娩方式以剖宫产为宜，有浆膜下肌瘤剥除术史者可阴道试产。几乎所有的肌瘤红色变性经保守治疗后都能继续妊娠，需要在妊娠期行子宫肌瘤剥除的病例极少，手术考虑需慎重。

三、鉴别诊断

肌瘤红色变性的妊娠期诊断主要依据临床症状，超声及 MRI 检查在肌瘤变性中有一定诊断价值。超声诊断简便易行，有较高的准确性，能动态观察肌瘤变性，结合病史及特殊临床表现可以提高诊断率。肌瘤变性时超声声像图有较明显的特征，表现为漩涡状结构不明显或消失，内部回声表现比较复杂，多为混合回声，也可表现为低回声、高回声和无回声，肌瘤内彩色血流信号稀少，RI 常大于 0.5。MRI 用于孕妇检查是安全的，肌瘤红色变性的典型表现为 T_1WI 和 T_2WI 均呈高信号，特异性较高。

妊娠期子宫肌瘤红色变性的诊断有时较为困难，容易误诊。因有瘤体局部压痛及发热等症状，要排除盆腔感染、急性阑尾炎、浆膜下子宫肌瘤蒂扭转、子宫破裂、卵巢肿物蒂扭转和胎盘早剥等急腹症。遇到子宫肌瘤合并腹部疼痛时，需要与早产、绒毛膜炎和胎盘早剥相鉴别。宫颈检查和超声检查有助于鉴别诊断，有时需要进行 MRI 或 CT 检查排除其他急腹症。

病例点评

本病例主要报道了一例剖宫产术中发现子宫肌瘤表面赘生物性质不明的病例，因其特殊外观未意识到赘生物是红色变性的子宫肌瘤，术中切除大部分赘生物行病理检查，确诊为子宫肌瘤红色变性。

本例子宫肌瘤未阻碍胎头入盆，孕期无肌瘤变性临床表现，分娩方式评估主要考虑胎儿大小、骨盆条件，以及其他产科情况，该孕妇为高龄初产妇，估计胎儿中等大小，骨盆各径线正常，有阴道试产条件，唯一要注意的是既往曾行宫腔镜下子宫肌瘤剔除术，为 I 型黏膜下肌瘤，产程中应以瘢痕子宫对待，临产后应持续胎心监护，做好急诊剖宫产准备。

通过本病例的学习，认识到妊娠期子宫肌瘤红色变性的一种特殊外观情况，在以后的工作中若遇到此样外观，结合孕期 B 超检查等，可考虑肌瘤红色变性，术中宫缩良好的情况下，考虑切除变性子宫肌瘤。

参考文献

1. 杨淑丽，段微 . 妊娠期子宫肌瘤红色变性的处理 . 中国临床医生杂志，2016，44（6）：3-5.

2. 谢幸，孔北华，段涛 . 妇产科学 .9 版 . 北京：人民卫生出版社 .

3. WEI J, ZHOU L. Diagnostic ambiguity of uterine fibroid with abnormal appearance

after severe red degeneration：A case report.Int J Gynaecol Obstet，2019，147（3）：413-414.

（尉建霞）

妊娠合并子宫肌瘤剖宫产术中肌瘤的处理

2017 年子宫肌瘤诊治的中国专家共识报道，妊娠合并子宫肌瘤的发生率为 0.1% ～ 3.9%。宫颈肌瘤很少，占妊娠子宫肌瘤的比例不足 1%。美国近 10 年的统计显示，妊娠期子宫肌瘤的发病率为 2.7% ～ 10.7%。大多数子宫肌瘤对妊娠并无影响，对妊娠期肌瘤进行系列超声检查发现，78% 的肌瘤在妊娠期间没有增大；22% 的肌瘤虽然增大，但增大的体积多不超过 25%。90% 的肌瘤在分娩后 3 ～ 6 个月会缩小，仅有 10% 的肌瘤会继续增大。妊娠期子宫肌瘤容易发生肌瘤变性，临床主要表现为局部腹痛，可伴有恶心、呕吐、发热及白细胞增高，腹部触诊时肌瘤部位压痛明显。也有一部分患者孕期无特殊临床表现，B 超可以辅助诊断子宫肌瘤。

绝大多数子宫肌瘤的患者可以阴道分娩，但当巨大子宫肌瘤阻碍胎头入盆时，则需行剖宫产终止妊娠。

病例 1　妊娠合并子宫肌瘤术中予剔除肌瘤

病历摘要

患者，女，31 岁，主因"停经 37$^+$ 周"，2013 年 12 月 12 日以"妊娠合并子宫肌瘤，瘢痕子宫（剖宫产再孕）、子宫肌瘤剔除术史，阑尾切除术史"收入院。

平素月经规律，LMP 2013-3-28，EDC 2014-1-2。孕早期核对 B 超无误，孕期平顺，唐氏筛查低风险，血糖、血压正常。孕早期 B 超提示宫颈前壁见一低回声结节 10.2 cm×10.6 cm×6.8 cm，孕期缓慢增长，孕 34$^+$ 周肌瘤大小为 12.2 cm×13.0 cm×10.4 cm。停经 34 周因不规律宫缩伴见红 5 小时入院，予硫酸镁抑制宫缩、药物止血、促胎肺成熟治疗。现孕 37$^+$ 周，自觉胎动好，无阴道出血、流液，入院待产。

既往孕 1 产 1，2011 年剖宫产术。1997 年行阑尾切除术，2009 年行开腹子宫前壁壁间肌瘤（直径 10 cm）剔除术，术中大出血输血 1200 mL。

【入院查体】

体温 36.5 ℃，脉搏 80 次 / 分，血压 116/74 mmHg，心、肺听诊未见异常。产科查体见腹部膨隆，宫高 35 cm，腹围 102 cm，胎心 140 次 / 分，未及宫缩，头位，先露浮，估计胎儿 3400 g。内诊见宫颈未消、未开，宫颈前唇上方可及质硬结节，自结节后方可及胎头浮。TO=9 cm，余径线基本正常。

【辅助检查】

影像学检查：B 超提示胎儿头位，BPD 9.6 cm，FL 7.2 cm，AC

34.7 cm，HC 32.8 cm，AFI 16.5 cm，胎盘前壁，Ⅱ⁺级；子宫前壁下段见低回声结节，直径 12.3 cm × 10.6 cm × 10.5 cm，内部回声不均，与子宫肌层关系不清，位于先露下方。

其他检查：胎心监护 NST 反应型。

【入院诊断】

孕 2 产 1，孕 37⁺ 周，LOA；妊娠合并子宫肌瘤；瘢痕子宫（剖宫产再孕、子宫肌瘤剔除术史）；阑尾切除术史。

【治疗】

术前应评估肌瘤大小、数目、类型、位置，有无前置胎盘、肌瘤剔除对子宫收缩力的影响，以及术者的技术水平、向三级医院转诊的能力。因考虑患者有两次子宫手术史（一次剖宫产史＋一次开腹子宫肌瘤剔除术史），为瘢痕子宫，现妊娠合并较大子宫肌瘤，无阴道试产条件，拟择日行剖宫产终止妊娠。

术前向患者及家属充分交代病情，肌瘤位于子宫下段，影响子宫收缩，有术中术后大出血、输血、切除子宫风险，有术中肌瘤剔除困难、大出血、损伤周围组织、二次手术、术中剔除不净复发可能。

术中根据肌瘤具体位置决定切口位置，必要时行宫体切口使胎儿顺利娩出，酌情剔除肌瘤，术后注意子宫收缩及出血情况，术前充分备血。请妇科主任上台，经腹部、阴道双合诊检查，探及子宫前壁下段被巨大囊实性宫颈肌瘤充满，瘤体下极达宫颈前唇。故决定行宫颈肌瘤剔除术。在剖宫产切口下方 3 ~ 4 cm 处下推膀胱后，做平行于剖宫产切口的肌瘤切口 6 ~ 7 cm，钝锐性剥离出 16 cm × 20 cm × 5 cm 的巨大宫颈肌瘤。剥离过程中穿透达子宫下段宫腔。连续缝合关闭瘤腔，再连续缝合子宫浆肌层，恢复子宫正常形态，宫缩好转，活跃出血停止。术中患者一般情况稳定，总入量 3400 mL（补液 3000 mL，悬浮红细胞 400 mL），总出量 1200 mL（出血 1000 mL，尿量 200 mL）；术后行抗感染、止血、促宫缩治疗，阴道出血少，无发热，顺利出院。

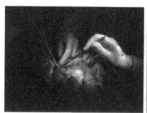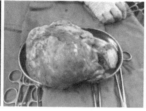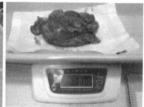

图 21-2　手术图片

病例 2　妊娠合并子宫肌瘤剖宫产术中未剔除肌瘤

病历摘要

患者，女，36 岁，主因"孕 37$^+$ 周，头晕 1 次"于 2017 年 9 月 1 日急诊入院。

LMP 2016-12-15，EDC 2017-9-22。河北某医院定期产检，核对孕周无误，无创 DNA 低风险。孕早期 B 超示宫颈肌瘤约 5 cm，孕 15 周超声宫颈肌瘤 10.7 cm×8.6 cm，边界清。24 周 OGTT 诊断 GDM，未规律监测血糖。孕期血压正常。孕 35$^+$ 周超声提示宫颈左后壁探及 10.3 cm×8.2 cm×7.9 cm 低回声，建议上级医院就诊。9 月 1 日就诊于我院，感头晕一次，无头痛、视物不清，随机血糖 9.1 mmol/L，超声提示子宫肌瘤脐带先露，急诊入院。

既往孕 0 产 0，2015 年体检发现宫颈肌瘤直径 4 cm，2016 年 6 月复查超声子宫后壁近宫颈低回声 4.8 cm×4.1 cm。否认慢性病史、外科手术史。

【入院查体】

血压 120/80 mmHg，脉搏 100 次/分，胎心 140 次/分，宫高 37 cm，腹围 113 cm，未及宫缩，头位，先露高浮，胎头偏左下腹，双下肢水肿（+），膝腱反射正常存在。内诊可及质中肌瘤，宫颈偏向左侧，未消、未开，TO=8.5 cm。入院后监测发现血压升高至 140/90 mmHg，结合 24 小时动态血压诊断妊娠期高血压。

【辅助检查】

影像学检查：9 月 1 日急诊超声示胎盘前壁，头位，胎头与宫颈内口见脐带回声，孕妇子宫左侧壁下段及宫颈左侧壁上段可见外突低回声结节，大小 12.1 cm×8.3 cm×8.3 cm，下缘达宫颈内口水平。超声提示脐带先露可能，子宫肌瘤。9 月 4 日产科会诊超声示头位，BPD 9.9 cm，FL 7.5 cm，AC 37.4 cm，AFI 24.2 cm，胎盘位于宫底右侧前壁，Ⅱ⁺级。孕妇宫颈后唇偏左可见非均质结节，大小约 12.1 cm×9.5 cm×8.0 cm，CDFI 边缘见少量点状血流信号，RI=0.49。单活胎，头位，巨大儿不除外，羊水偏多，巨大子宫肌瘤。

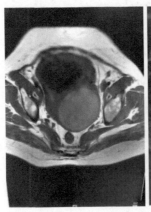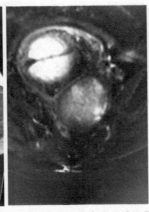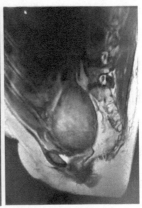

图 21-3　MRI 检查，肌瘤位于胎先露下方

【术前诊断】

孕 1 产 0，孕 37⁺⁵ 周，头位；妊娠合并宫颈肌瘤；妊娠期糖尿病；

妊娠期高血压；羊水过多；窦性心动过速；高龄初产；巨大儿？

【治疗】

入院查体后经综合评估，考虑宫颈肌瘤阻碍胎头入盆，无阴道分娩条件，拟择期终止妊娠，讨论手术预案及围术期注意事项。患者宫颈肌瘤影响胎头娩出，术中娩头困难，需产钳助产，有新生儿窒息风险；胎儿偏大、羊水偏多、有宫颈肌瘤，有宫缩乏力、产后出血可能；若保守治疗无效，子宫切除难度大；因宫颈后壁肌瘤，胎儿偏大，剖宫产为宜；为 GDM，若血压平稳，终止妊娠时机为近 39 周。

术前准备：①患者窦性心动过速，请内科会诊，术前未见器质性心脏病变，术中可予盐酸艾司洛尔控制心率。②联系血库充分备血。③留置深静脉及桡动脉置管，开放 2 条外周静脉，备加压输液器材、各种促宫缩及止血药物、血管活性药物，备产钳、COOK 球囊。④备介入。⑤向家属充分交代病情，签署剖宫产手术及输血同意书。

术中预案：①产科经验丰富的医师实施手术，儿科医生到场保证新生儿复苏。②术中若宫颈肌瘤不影响手术切口，不予处理。充分下推膀胱，避开宫颈肌瘤取切口，胎盘娩出后放置宫腔压迫引流球囊引流宫腔积血；若术中出血多，促宫缩药物效果差，行介入治疗、子宫切除等，请妇科三线上台。③术后注意患者生命体征、宫缩情况、阴道出血等。

术中情况：子宫左旋，表面血管丰富，胎头高浮，偏向右侧，取下段横切口产钳助娩一婴，评分好，3600 g。宫颈肌瘤 12 cm 达子宫下段，位于盆腔深部，暴露困难，子宫固定，无法娩出盆腔，宫缩不佳，给予欣母沛、卡贝缩宫素等药物促宫缩治疗。因肌瘤压迫，为避免术后宫腔积血引流不畅，宫腔放置 COOK 球囊引流。术后 24 小时拔除引流，24 小时共出血 850 mL。

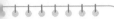

【常见并发症】

1.疼痛：子宫肌瘤的快速生长可导致其血流灌注相对减少，造成缺血、坏死（红色变性）及前列腺素的释放，妊娠期及产褥期子宫肌瘤红色变性主要表现为腹痛及肌瘤部位局部压痛。有蒂的纤维瘤有发生扭转和坏死的风险，也可引起疼痛，但比变性少见得多。

2.术中出血：在妊娠晚期，子宫的血供非常丰富，剖宫产术中行子宫肌瘤剔除术易发生难以控制的快速出血，临床研究发现，剖宫产术中行子宫肌瘤剔除术，有20%～30%的患者因出血量大而需要输血，少数情况下会因失血量大不得不行子宫切除。

3.难产：妊娠合并多发子宫肌瘤尤其是较大子宫肌瘤时，肌瘤会影响宫缩的强度和协调性；宫颈肌瘤较大时会发生梗阻性难产。

4.感染：有子宫肌瘤产褥期脱出阴道发生产褥感染的报道，考虑与肌瘤变性坏死、继发感染有关。

【预后】

子宫肌瘤经常被认为和不良妊娠结局相关，但目前无设计良好的高质量临床研究证实子宫肌瘤与不良妊娠结局有关。大多数合并子宫肌瘤的孕妇都能平安度过妊娠期和产褥期，剖宫产术中未行子宫肌瘤剔除术的患者术后应该定期行B超检查随访子宫肌瘤的变化。

分析讨论

一、病例特点

两个病例有相同点也有不同点（表21-1）。

表 21-1　两个病例妊娠合并子宫肌瘤的特点

	病例 1（术中剔除）	病例 2（术中未剔除）
肌瘤个数	1	1
类型	肌壁间	肌壁间
位置	前壁下段近宫颈	左后壁近宫颈，固定于盆腔，与输尿管关系密切
大小	直径 12 cm，剔除后可娩出盆腔	直径 12 cm，无法娩出盆腔
孕期合并症	无	GDM，妊娠期高血压
既往手术史	三次开腹手术	无

二、诊疗思路

1.妊娠合并巨大子宫肌瘤的分娩方式：一般情况下，妊娠合并子宫肌瘤不是剖宫产的指征，大部分合并子宫肌瘤的妊娠女性都能成功经阴道分娩，因此应为其提供阴道试分娩，剖宫产仅用于存在标准产科指征时（如先露异常、滞产、瘢痕子宫等）。合并较大子宫颈肌瘤，或合并扭曲子宫腔，且孕晚期子宫下段肌瘤位于胎儿头顶和子宫颈之间者，考虑到胎儿下降可能受阻，可以考虑择期剖宫产，但应仅用于阴道试分娩很可能失败的女性：病例 1 因既往有剖宫产史及开腹子宫肌瘤剔除术史，本次妊娠再次合并巨大子宫肌瘤，因瘢痕子宫无阴道分娩条件，故择期行剖宫产终止妊娠；病例 2 因妊娠合并子宫肌瘤阻碍胎先露入盆，无法经阴道自娩。

2.剖宫产围手术期准备：由于巨大子宫肌瘤在手术过程中可能会影响子宫收缩致产后出血，且肌瘤位于子宫下段切口影响娩儿，故对妊娠合并子宫肌瘤者术前应该高度重视，做好详细的手术预案，对术中是否剔除肌瘤做初步的判断。术后要警惕产褥期较大子宫肌

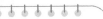 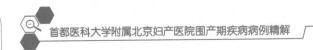

瘤变性、晚期产后出血等问题。

3. 剖宫产术中是否剔除肌瘤目前尚存在争议：应根据肌瘤大小及部位、孕妇情况、术者技术熟练程度、医院输血急救条件等决定。以下情况可以考虑剔除子宫肌瘤：①影响胎儿娩出的切口处肌瘤；②剖宫产切口处肌瘤影响切口缝合；③带蒂的浆膜下肌瘤；④近切口处的黏膜下肌瘤。对于多发性肌瘤、不易暴露的肌瘤，以及靠近子宫动静脉、输卵管间质部的大肌瘤应谨慎对待。文献一致认为，选择合适的病例、由有经验的医生剔除肌瘤，安全性极高。

4. 鉴别诊断：妊娠合并带蒂浆膜下肌瘤应与卵巢肿物相鉴别，鉴别要点为卵巢囊肿与子宫有分界，而浆膜下肌瘤会随子宫活动，B超可辅助鉴别。浆膜下肌瘤与卵巢实性肿瘤，均为实性肿物，尤其卵巢恶性肿瘤与子宫粘连时不易鉴别，可借助患者临床表现、家族史、肿瘤标志物、B超、核磁甚至腹腔镜等加以鉴别。

📋 病例点评

1. 妊娠合并子宫肌瘤的孕妇，绝大多数孕期无须特殊处理，但应定期监测肌瘤大小、与胎盘关系及母儿情况。巨大子宫肌瘤合并妊娠应按高危孕妇进行管理。

2. 病例1术中剔除肌瘤是考虑患者已行第四次开腹手术，术中宫缩尚可，前壁肌瘤暴露良好，无严重合并症，为避免再次手术之苦，故术中由经验丰富的妇产科医生完成手术，最终结局良好，缺憾是增加了术中出血问题，故该孕妇术中静脉输注悬浮红细胞 2 U，增加了输血的风险。

3. 病例2处理上由于巨大肌瘤靠近后壁宫颈下段，无法暴露，产妇合并妊娠期糖尿病及妊娠期高血压，不宜明显增加手术时间，故术中决定保留子宫肌瘤，术后定期复查。术前做了详尽的手术预案，术中因肌瘤阻挡，使用产钳顺利娩出胎儿，避免了新生儿窒息发生。术后放置 COOK 球囊能够起到较好的宫腔引流作用。总体处理合理，患者获得了很好的妊娠结局。比较两个病例，剖宫产术中是否剔除肌瘤需要综合考虑。另外，巨大肌瘤术前评估中可以充分利用影像学检查了解子宫肌瘤的位置、大小，以及与胎儿、胎盘的关系，注意子宫周围解剖学关系等，充分讨论，制定手术预案。若肌瘤影响胎儿娩出，也可考虑先剔肌瘤再娩胎儿。

参考文献

1. 郎景和. 子宫肌瘤的诊治中国专家共识. 中华妇产科杂志 .2017，52（12）：793-800.

2. TIAN J，HU W. Cervical leiomyomas in pregnancy：report of 17 cases.Aust N Z J Obstet Gynaecol，2012，52（3）：258-261.

（尉建霞）

病例 3　妊娠合并子宫肌瘤阴道分娩

子宫肌瘤的确切病因不明，可能与遗传及局部雌、孕激素含量有关。妊娠期，雌、孕激素水平增加，胎盘泌乳素有促雌二醇作用，雌二醇增多刺激孕激素受体表达增多，故子宫肌瘤在孕期会有不同程度增大。分娩后激素水平下降，肌瘤也随之缩小。

笔记

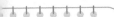 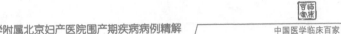

病历摘要

患者，女，36岁，主因"停经39⁺周，阴道流液3小时"于2018年9月8日入院。

平素月经规律，5天/28天，经量中等，无痛经。LMP 2017-12-2，EDC 2018-9-9。孕妇于停经45天查尿hCG阳性，根据孕早期B超核对孕周无误。孕早期B超提示子宫前壁低回声结节，直径2.2 cm，左侧壁外突低回声结节，范围6.5 cm×6.2 cm×5.4 cm，孕4⁺月自觉胎动，因高龄建议羊水穿刺，孕妇拒绝，行无创DNA提示低风险。孕期定期复查B超，肌瘤逐渐增大，孕23⁺周B超提示左侧壁外突低回声结节9.0 cm×8.6 cm×7.6 cm，左前壁低回声结节直径2.2 cm，右前壁低回声结节直径2.8 cm。孕24⁺周行OGTT提示6.08 mmol/L-10.54 mmol/L-9.24 mmol/L，诊断妊娠期糖尿病。孕26⁺周入院调糖，给予饮食、运动指导，诺和灵N 4 U晚10：00皮下注射，空腹血糖波动于4.6～5.0 mmol/L，餐后2小时血糖波动于6.1～6.8 mmol/L。孕37⁺周停用胰岛素，监测血糖在正常范围，空腹4.6～4.7 mmol/L，血压正常。孕36⁺周因左下腹痛可疑子宫肌瘤变性入院，B超提示子宫左前壁下段外突低回声结节，大小8.1 cm×9.0 cm×5.7 cm，内见不规则无回声，大小8.3 cm×5.9 cm×3.3 cm，透声欠佳，前壁低回声结节，直径3.4 cm，抗感染治疗4天，腹痛好转后出院。孕38⁺周B超提示左下壁外突囊实性低回声结节9.2 cm×9.0 cm×6.4 cm，形态不规则，张力差，囊性部分8.4 cm×7.2 cm×5.8 cm。估计胎儿中等大小，骨盆各径线正常，胎头已入盆，低于子宫肌瘤，产力好，可试产，现孕39⁺⁶周，入院当日12：00出现阴道流液，查体可见羊水色清，急诊以"孕39⁺周、胎膜早破、妊娠期糖尿病、高龄初产、子宫肌瘤合并妊娠"收入院。孕妇孕前体重 67 kg，身高 169 cm，BMI 23.5 kg/m²，孕期体重增加 15 kg。既往史无特殊。

【入院诊断】

孕 1 产 0，孕 39⁺ 周，头位；胎膜早破；妊娠期糖尿病；妊娠合并子宫肌瘤；高龄初产。

【入院查体】

体温 36.5 ℃，脉搏 82 次 / 分，血压 120/70 mmHg，呼吸 20 次 / 分。一般情况良好，皮肤无黄染，宫高 30 cm，腹围 105 cm，头位，先露浅定，子宫右前壁可触及外突肌瘤结节，估计胎儿 3100 g，骨盆各径线正常。宫颈未消，宫口未开，S=–2，见羊水色清，量少。

【辅助检查】

实验室检查：血常规、凝血五项、尿常规检查正常。

影像学检查：B 超（2018-8-28）示 BPD 8.7 cm，FL 7.4 cm，AC 31.2 cm，羊水指数 13.7 cm，胎盘前壁，Ⅱ级，子宫左前壁下段外突，可见囊实性低回声结节，大小 9.6 cm×8.1 cm×10.1 cm，形态不规则，张力差，囊性部分大小约 9.6 cm×4.5 cm×6.1 cm，内见密集细点状回声，实性部分回声不均。前壁低回声结节直径约 2.6 cm。

其他检查：胎心监护 NST 反应型。

【治疗】

入院给予抗生素预防感染，监测血糖，评估分娩方式，可经阴道试产。9 月 8 日晚给予哌替啶 100 mg 产程休息，9 月 9 日宫颈评分 4 分，行催产素引产，9 月 9 日 24：00 临产，9 月 10 日 2：30 宫口开大 2 cm 入产房，产程进展情况为宫口开 2 cm、8 cm、宫口开全，9 月 10 日 8：50 自娩一女婴，3030 g，总产程 8 小时 55 分，新生儿评分好，产后继发宫缩乏力，出血 600 mL，给予卡贝缩宫素 100 μg

入壶、欣母沛 250 μg 宫颈注射促进宫缩，予抗生素治疗，恢复良好，如期出院。

【常见并发症】

1. 子宫肌瘤红色变性：多见于妊娠期或产褥期，为肌瘤的一种特殊类型坏死，发生机制不清，可能与肌瘤内小血管退行性变引起血栓及溶血、血红蛋白渗入肌纤维间有关。临床主要表现为局部腹痛，可伴有恶心、呕吐、发热及白细胞升高。腹部触诊时肌瘤部位压痛明显，B超有助于鉴别诊断。妊娠期肌瘤迅速增大而相对血供不足，故可发生各种退行性变，如玻璃样变、囊性变，多无临床症状。

2. 影响妊娠、分娩：黏膜下肌瘤或子宫底部近输卵管的壁间肌瘤，可因宫腔被填充或形态改变，阻塞输卵管，引起不育或早期流产。大的子宫体部壁间肌瘤可使宫腔变形，导致早产或胎位不正，宫颈肌瘤或大的阔韧带肌瘤嵌顿于盆腔，妊娠晚期可阻碍儿头下降，造成难产。

3. 产后出血和感染：多发性肌瘤、巨大壁间肌瘤可在产时和产后因子宫收缩乏力，影响产程进展，增加产时和产后大出血的发生率，增加产褥感染的概率。自娩后子宫收缩，黏膜下肌瘤脱出阴道，会增加感染机会。

4. 妊娠期产科急腹症：浆膜下肌瘤可在蒂部发生扭转，引起急腹症。瘤蒂扭转严重而又未能及时手术或复位者，可因瘤蒂断裂而形成游离肌瘤。

【预后】

妊娠合并子宫肌瘤患者多数能平安度过妊娠期，孕期应注意休息，预防流产和早产。若妊娠期出现子宫肌瘤红色变性或其他急腹症情况，应该及时就诊，住院治疗。产后由于激素水平下降，肌瘤多会缩小，应定期行 B 超检查，随访肌瘤的变化情况。

分析讨论

一、病例特点

36 岁育龄期初产妇，因胎膜早破入院。妊娠合并多发子宫肌瘤，孕期肌瘤呈增大趋势，并有发生肌瘤变性可能，最大肌瘤直径约 10 cm，外突。合并妊娠期糖尿病，血糖控制良好，孕期曾用胰岛素治疗，现已停用。估计胎儿大小中等，骨盆各径线正常。

二、诊疗思路

1. 分娩方式评估：妊娠合并子宫肌瘤要根据子宫肌瘤大小、位置、是否阻挡胎儿头下降及其他产科指征决定。该孕妇孕足月，骨盆各径线正常，估计胎儿中等大小，子宫肌瘤多发，较大者位于前壁下段且外突，查体胎头已入盆，无其他产科剖宫产指征，故该孕妇有阴道试产条件。在分娩过程中要注意产程进展及胎头下降情况，并在入院后制定详细的分娩预案。另外，该孕妇合并妊娠期糖尿病，在分娩过程中要注意监测血糖，入院时已出现胎膜早破，若在 2 ～ 12 小时未临产，应根据宫颈条件选择合适的方式进行引产。

2. 分娩预案：①入院常规备血。②胎头最低点位于子宫肌瘤下方，规律宫缩后，要密切关注胎头入盆情况及宫颈扩张情况，若胎头下降受阻则行剖宫产终止妊娠。③试产过程中，避免挤压孕妇腹部，以避免子宫肌瘤破裂，若孕妇出现急性腹痛，行盆腔 B 超及血常规检查，了解有无肌瘤破裂，在生命体征平稳、胎心良好的情况下，根据宫口和产程情况，若短期内能阴道分娩，尽量阴道分娩；短期不能阴道分娩、生命体征不稳定或胎心异常时，即刻行剖宫产术。

笔记

④若试产成功，产后由于子宫肌瘤巨大，影响子宫收缩，胎儿娩出后，给予欣母沛预防产后出血，备宫腔球囊及介入。⑤若因胎头下降受阻、产程进展不佳、胎心问题行剖宫产，则术前请儿科医生（一线、二线）到场做好复苏准备。术中逐层开腹后，明确肌瘤位置，注意子宫旋转情况，辨别圆韧带、子宫下段等解剖位置后，充分下推膀胱反折腹膜。由于肌瘤位于左前壁下段偏向左髂窝，若不影响下段取横切口，则取下段横切口娩出胎儿，横切口左侧切勿撕裂过多，避免伤口向下或向后延裂，娩儿过程中保持镇定，切勿慌张，娩头困难时，可使用产钳助娩。若术中肌瘤位于整个子宫下段，影响胎儿头部娩出，则先剔除肌瘤再娩出胎儿，做好新生儿窒息复苏准备。胎儿娩出后，钳夹切缘减少出血，若肌瘤位置距离切缘较远，则缝合子宫切口后再处理子宫肌瘤。变性的肌瘤血运较差，故术中应在积极促进宫缩的同时尽量行子宫肌瘤剔除，肌瘤剔除前应安放止血带，若肌瘤较大、创面过大，术前请三线医生上台手术，必要时请妇科主任上台手术。在切肌瘤过程中对血管进行钳夹，剔除后关闭瘤腔，避免留无效腔，可行子宫动脉上行支结扎以预防产后出血。一旦切口延裂或波及宫旁血管，边吸血边快速用 Allis 或卵圆钳钳夹止血，并缝合止血，若可疑涉及尿管问题时，请泌尿科大夫上台协助手术。若术中产后出血，按照产后出血方案处理。

3.术后处理：给予较高级别的抗生素预防感染，严密观察腹痛、阴道出血、体温、脉搏、血压等情况。

三、鉴别诊断

1.卵巢肿瘤：位于子宫一侧或两侧的囊性肿物，实性少见，月经情况多无改变，卵巢肿瘤主要需与带蒂的浆膜下肌瘤进行鉴别。

2.子宫畸形：如双子宫畸形，子宫畸形自幼存在，多无月经改变，

B 超可辅助鉴别。

3. 盆腔炎性包块：多有发热及腹痛史，扪及包块时常有触痛。

病例点评

该病例是一例妊娠合并子宫肌瘤成功阴道分娩的病例。首先对该患者孕期体重、血糖进行了有效管理，体重管理基本合格，血糖控制满意，使得胎儿体重控制在合理范围内。子宫肌瘤合并妊娠时，妊娠期应密切观察肌瘤的变化，出现肌瘤变性则保守治疗，临近分娩前应认真评估分娩方式，并制定详细的分娩预案，不打无准备之仗。根据肌瘤的大小、位置、结合查体情况，严密观察产程进展，产后预防出血，在产褥期也应密切观察产妇生命体征变化、子宫局部情况，避免产褥感染。产后半年妇科随访。

参考文献

1. Ezzedine D，Norwitz E R. Are women with uterine fibroids at increased risk for adverse pregnancy outcome？ Clin Obstet Gynecol，2016，59（1）：119-127.

（尉建霞）

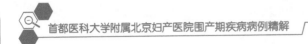

022 妊娠合并卵巢肿物 1 例

随着女性生育年龄延后及辅助生殖技术的广泛应用，妊娠合并卵巢肿瘤的发生率逐渐增加。妊娠期卵巢肿瘤与非孕期不同，需要考虑到妊娠与肿瘤的相互影响。妊娠期卵巢肿瘤多为生理性，约70% 以上者会在妊娠中、晚期自行消失。妊娠期卵巢肿瘤的发生率为 0.05% ～ 2.4%，其中大部分为生理性卵巢囊肿和良性肿瘤，恶性肿瘤占妊娠期卵巢肿瘤的 1% ～ 6%。妊娠期卵巢肿瘤绝大多数无症状，少数会发生扭转或破裂。妊娠期卵巢肿瘤主要发生在妊娠早期，占 21.4% ～ 75.7%，随着孕周增加，发生率逐渐下降，妊娠中期为 10.9% ～ 44.4%，晚期为 4.0% ～ 22.2%，产后为 0 ～ 7.1%。约70% 妊娠早期发现的卵巢肿瘤，随着孕周增加而自行消失；持续存在的卵巢肿瘤中有 3.6% ～ 6.8% 最终病理诊断为恶性。妊娠期卵巢恶性肿瘤的发生率为 1/32 000 ～ 1/15 000 次妊娠。与非妊娠期卵巢恶性肿瘤相比，妊娠期卵巢恶性肿瘤的预后相对较好，5 年生存率为72% ～ 90%，与卵巢恶性肿瘤相关的病死率约为 4.7%。

超声是最常用的诊断方法，非增强 MRI 检查在整个妊娠期是安全的。肿瘤标志物的连续检测有助于妊娠期卵巢良、恶性肿瘤的鉴别诊断。

病历摘要

患者，女，29 岁，孕 0 产 0，停经 22$^+$ 周，下腹痛 2 小时。

平素月经规律，5 天 /30 天，LMP 2019-9-14，EDC 2020-6-21，根据孕早期 B 超核对孕周无误。患者于停经 35 天查尿 hCG 阳性，早期无阴道出血。孕 4⁺个月自觉胎动至今，早孕B超未见明显盆腔肿物。孕 12 周 B 超提示左附件囊性回声，范围约 7.2 cm × 4.6 cm，内见多房样分隔。孕 16 周 B 超提示子宫左后方多房偏囊性回声，大小约 8.0 cm × 7.9 cm × 5.5 cm，壁厚毛糙，内见多处片状非均质回声，较大范围约 4.6 cm × 3.4 cm × 2.5 cm，形态不规则，囊腔内透声尚可，CDFI 周边可见点条状血流信号，RI=0.43；子宫右后方可见偏囊性回声，大小约 8.2 cm × 6.5 cm × 5.0 cm，壁厚毛糙，内见粗分隔，腔内可见弱点状回声，CDFI 周边可见点条状血流信号，RI=0.60，两者间分界不清。肿瘤标志物在正常范围。2020 年 2 月 17 日 6：00 停经 22⁺周，自觉胎动，无阴道流血、流液，持续性下腹正中疼痛，改变体位、休息后无明显缓解，无发热、腹胀、腹泻及肛门坠胀感等其他不适。既往体健，否认慢性病史、传染病史、外伤史、输血史及药物过敏史。

【入院查体】

体格检查：体温 36.5 ℃；脉搏 82 次 / 分；呼吸 18 次 / 分；血压 120/78 mmHg，胎心 148 次 / 分。心、肺听诊均无明显异常。腹部膨隆，宫底平脐，子宫放松好，未及明显宫缩，全腹压痛、伴反跳痛，无肌紧张感、移动性浊音，肿物因妊娠触诊不满意。

妇科查体：外阴已婚型，阴道通畅，少量分泌物；宫颈光；宫底平脐，子宫放松好，未及明显宫缩，未触及明显结节；子宫左后方可触及肿物下缘，活动可，轻压痛，与周围组织边界清，因妊娠触诊欠满意。

【辅助检查】

实验室检查：急诊血常规示 WBC 14.98×10^9/L，HGB 110 g/L。

影像学检查：B 超提示单活胎，臀位，子宫后方偏囊性回声

241

大小约 11.3 cm×8.6 cm×5.3 cm，内见非均质回声范围约 4.7 cm×
4.1 cm×3.5 cm，腹腔积液最深处厚径约 5.4 cm。2019 年 1 月 B 超提
示左附件区囊性回声 2.9 cm×2.1 cm，边界尚清，内见密集点状回声，
周边见不规则囊性低回声包绕，范围 4.2 cm×3.5 cm×3.0 cm，周边
可见血流信号。术前盆腔核磁平扫提示子宫直肠陷窝较大混杂信号
肿块，考虑左附件区来源多房囊实性肿块可能大，上皮性肿瘤、恶
性肿瘤不除外，伴破裂可能，盆腹腔积液。

【治疗】

入院完善检查，当日因"腹痛待查，卵巢囊肿蒂扭转？卵巢囊
肿破裂？"急诊行开腹探查术。术中见腹腔内灰黄色黏稠液体，子
宫光滑，脐上 1 指，左后方触及左卵巢肿物 10 cm×8 cm×8 cm，肿
物腹侧面见约为 3 cm 自发破裂口并有血块附着，盆腔少量暗红色血
块。左输卵管外观未见明显异常，右卵巢 3 cm×3 cm×4 cm，表面
略粗糙，未见异常肿物，右输卵管外观未见明显异常。盆腹膜、肠管、
肝、脾未探及明确肿物，妊娠期上腹部探查受限，遂行经腹左卵巢
囊肿剥除术。术后病理回报（左卵巢囊肿）卵巢交界性黏液性肿瘤，
部分区并黏液性癌，中分化。

术后多家权威医院病理科会诊意见基本一致，为卵巢黏液性囊
腺癌，结合患者年龄、孕周、病理结果，最终结合患者及家属意愿，
接受化疗，在严密监测下继续妊娠，延长孕周至 34 ～ 36 周，剖宫产
术同时行根治性手术。化疗经过为孕 25 周行 TC 给药方案（紫衫醇
240 mg+ 卡铂 500 mg）化疗，化疗顺利，化验指标正常。孕 30 周行
第二程 TC 方案化疗。无明显化疗不良反应。孕 32$^+$ 周肿瘤标志物 +
人附睾蛋白 4 结果均在正常范围。

患者于孕 37 周计划入院行剖宫产及卵巢肿瘤分期手术，充分沟

通，患者要求保留生育功能。剖宫产顺利娩出男婴，体重 2725 g，Apgar 评分均 10 分，新生儿 NICU 观察。术中行右侧卵巢活检及术中快速冰冻病理，回报右卵巢活检组织未见癌组织。因患者及家属要求保留生育功能，术中不切除子宫及右侧附件，行保留生育功能的卵巢分期手术。术式为子宫下段横切口剖宫产＋右卵巢活检＋左侧附件切除术＋左骨盆漏斗韧带高位结扎＋盆腔淋巴结切除＋大网膜切除＋阑尾切除＋盆腹膜多点活检＋腹腔引流＋腹部瘢痕切除术。

【出院诊断】

孕 1 产 0，孕 24^{+6} 周，妊娠合并左卵巢黏液性囊腺癌。

【常见并发症】

1. 卵巢肿瘤蒂扭转：为常见的妇科急腹症，约 10% 卵巢肿瘤并发蒂扭转。好发于瘤蒂长、中等大、活动度良好、重心偏于一侧的肿瘤。常在患者突然改变体位，或妊娠期和产褥期子宫大小、位置改变时发生。典型症状是突然发生一侧下腹剧痛，常伴恶心、呕吐，甚至休克等。妇科检查扪及肿物张力大、压痛，以瘤蒂部最明显。有时不全扭转可自然复位，腹痛随之缓解。

2. 囊肿破裂：破裂有自发性和外伤性两种。自发性破裂常因肿瘤生长过速所致，多为肿瘤浸润性生长穿破囊壁；外伤性破裂常因腹部受重击、分娩、性交、妇科检查及穿刺等引起。症状轻重取决于破裂口大小、流入腹腔囊液的性质。小囊肿或单纯浆液性囊腺瘤破裂时患者仅感轻度腹痛；大囊肿或成熟畸胎瘤破裂后常致剧烈腹痛，伴恶心、呕吐，有时可导致腹腔内出血、腹膜炎及休克。妇科检查可发现腹部压痛、腹肌紧张，可有腹水征，原有肿块摸不到或扪及缩小、张力低的肿块。

3. 感染：较少见，多因肿瘤扭转或破裂后引起，也可来自邻近器官感染灶，如阑尾炎扩散。临床表现为发热、腹痛、肿块及腹部压痛、反跳痛、腹肌紧张及白细胞升高等。

4. 恶变：卵巢良性肿瘤可发生恶变，恶变早期无症状，不易发现。若发现肿瘤生长迅速，尤其为双侧性，则有恶变可能。

5. 对胎儿的影响：有研究表明不论妊娠期孕妇是否经过治疗，肿瘤本身不会直接对胎儿早期的神经、心脏或大体发育造成损伤。但肿物可通过影响母体对胎儿产生间接影响，如压迫消化道影响食欲、增加孕妇精神压力、肿物增大造成卵巢肿物蒂扭转等均可引起胎儿宫内发育迟缓，甚至诱发流产、早产，晚期患者继发全身转移，最终呈现恶病质状态，危及母胎生命安全。此外，妊娠合并癌症患者多提前终止妊娠，早产儿、低出生体重及新生儿黄疸的发生率和风险也会增加，但与其他原因造成的早产儿风险相似。

【预后】

目前关于妊娠合并卵巢癌预后的研究报道并不完全一致。但较为统一的观点为妊娠合并卵巢癌的临床分期越早，细胞分化程度越高，孕产妇预后越好。分析可能原因是妊娠合并卵巢癌患者多于产科检查或剖宫产时偶然检出，整体分期较早。国际癌症、不孕不育和妊娠网络综合了各国 1100 多例妊娠期恶性肿瘤数据（经过 20 年的随访），其中 88 例诊断为卵巢癌的孕妇早产率为 28%，小于胎龄儿为 16%，先天性畸形率为 5%。没有在妊娠期间死产或孕妇死亡的报道。其他产科并发症还包括流产（4%）、妊娠期糖尿病（4%）、高血压（3%）和孕妇感染（1%）。

【预防】

1. 育龄期女性注意均衡饮食：高胆固醇饮食、低维生素摄入和卵巢肿瘤的发生有关，所以女性在日常饮食中应注意均衡营养，多吃新鲜水果和蔬菜、补充维生素、减少胆固醇摄入可以降低女性患上卵巢肿瘤的概率。

2. 改善生活环境：避免长期接触工业产物、电离辐射及石棉、滑石粉等；适龄结婚、生育；幼年时避免营养过于充足导致初潮过早，父母要有防患意识。

3. 合理用药：避免长期服用外源性非避孕性雌激素，如果需要用药，遵从医嘱；定期妇科体检，正确处理附件包块：检查出附件区实质性、囊实相间，或者直径＞5 cm 的包块，应该更进一步完善影像学和肿瘤标志物检查，必要时行腹腔镜检查明确诊断，避免孕期卵巢肿瘤增大、扭转及恶变。

4. 遗传因素：研究显示绝大多数遗传性卵巢癌与 *BRCA1* 和 *BRCA2* 基因突变有关，如果家族中有卵巢癌、乳腺癌等亲属，则卵巢癌的发病风险会有所增高。

📋 分析讨论

一、病例特点

育龄女性，孕前即有卵巢囊肿，孕 22 周突发急腹症表现，结合症状、体征及盆腔核磁平扫考虑卵巢交界或恶性肿瘤不除外，卵巢囊肿破裂可能性大，具备急诊开腹探查术指征。术中考虑患者处于妊娠期，手术相对较困难，妊娠子宫在一定程度上影响术野暴露，给探查盆腹腔造成困难，依术中肉眼所见，考虑卵巢囊肿性质为交界性黏液性囊肿，甚至有恶性肿瘤可能，因患者年轻、处于妊娠期，故行囊肿剔除术。术后病理提示（左卵巢囊肿）卵巢交界性黏液性肿瘤，部分区并黏液性癌，中分化。术后诊断为孕 1 产 0，孕 24$^+$ 周；

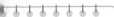

妊娠合并左卵巢黏液性囊腺癌。

二、多学科会诊

1.妇科肿瘤专家意见：多家权威医院病理科会诊意见基本一致，为卵巢黏液性囊腺癌，结合患者年龄、孕周、目前病理结果，考虑治疗方案有以下三种：①即刻终止妊娠后行广泛分期性手术（患者已诊断为黏液性囊腺癌，目前不建议行保留生育功能手术，术后复发概率极高，且再妊娠可能性甚微，故建议行根治性手术）。若采取此方案，应明确告知患者及家属术后将失去生育功能，无妊娠可能性。②化疗2～3个疗程，至胎儿可活孕周后终止妊娠。目前患者已过孕15周，化疗对于胎儿相对安全，结合我科既往治疗经验及文献报道，建议采用紫杉醇＋卡铂方案为宜（文献报道此方案对胎儿毒副作用相对较低），但妊娠期循环血量增加、基础代谢率快，血药浓度相对偏低，且黏液性囊腺癌对化疗相对不敏感，故化疗过程中应严密随诊，同时应明确告知患者及家属，妊娠合并恶性肿瘤的化疗研究仍缺乏大样本数据支持，不除外胎儿近期、远期预后不良可能。③严密观察下继续妊娠。在卵巢上皮源性恶性肿瘤中，黏液性肿瘤相对恶性程度低，进展慢，若患者继续妊娠愿望强烈且排斥化疗，可严密观察下继续妊娠，但此种方案复发风险相对较大，应向患者详细交代。

2.产科专家意见：患者为年轻女性，第一胎，既往体健，否认慢性病史，目前无产科合并症，现已妊娠近25周，有强烈继续妊娠愿望，结合目前肿瘤科会诊意见，可在肿瘤科严密观察下（化疗或不化疗）继续妊娠，超过28周后进入围产期，理想状态下建议妊娠至34周，可大大增加围产儿成活率。若接受3个疗程化疗，可酌情妊娠至36～37周，剖宫产同时行根治性手术。

最终结合患者及家属意愿，接受化疗，在严密监测下继续妊娠，延长孕周至 34～36 周剖宫产术同时行根治性手术。化疗经过为孕 25 周行 TC 给药方案（紫衫醇 240 mg+ 卡铂 500 mg）化疗，化疗顺利，化验指标正常。孕 30 周行第二程 TC 方案化疗。无明显化疗不良反应。孕 32^{+} 周肿瘤标志物 + 人附睾蛋白 4 结果均在正常范围。

三、分娩方式

　　患者于孕 37 周计划入院行剖宫产及卵巢肿瘤分期手术，充分沟通，患者要求保留生育功能。剖宫产顺利娩出男婴，体重 2725 g，Apgar 评分均 10 分，新生儿 NICU 观察。术中行右侧卵巢活检及术中快速冰冻病理，回报右卵巢活检组织未见癌组织。因患者及家属要求保留生育功能，术中不切除子宫及右侧附件，行保留生育功能的卵巢分期手术。术式为子宫下段横切口剖宫产 + 右卵巢活检 + 左侧附件切除术 + 左骨盆漏斗韧带高位结扎 + 盆腔淋巴结切除 + 大网膜切除 + 阑尾切除 + 盆腹膜多点活检 + 腹腔引流 + 腹部瘢痕切除术。

四、诊疗思路

　　妊娠期卵巢肿瘤诊断的重点是评估卵巢肿瘤恶性的风险、持续存在的可能性及出现并发症的概率，从而判断干预时机。由于临床表现及体征缺乏特异度，常依赖于辅助检查进行评估。超声检查是公认的安全检测技术，对母胎均无不良影响，可反复使用。因此，超声检查是妊娠期评估卵巢肿瘤的常用方法。但需注意妊娠期超声检查具有局限性，妊娠中、晚期卵巢肿瘤常被增大的子宫遮挡，约 20% 的妊娠期卵巢肿瘤在超声检查时未能发现，因而需要联合 MRI 检查评估。

　　MRI 检查可清楚显示盆腔软组织结构及淋巴结，在鉴别卵巢肿瘤良、恶性方面有明显的优势，准确率可达 93%。《ACR 磁共振安全操作指南文件（2013）》认为，在妊娠任何时候，包括妊娠早期，行 MRI 检查是安全的。在子宫增大，超声评估有困难时，MRI 更有助于判断卵巢肿瘤的性质，同时可用于术前评估肿瘤侵袭范围、分期，评估腹膜、盆腔淋巴结及肿瘤与周围组织的关系等，用以指导和决策治疗方案。但由于 MRI 造影剂可穿透胎盘，非必要时应避免使用钆等造影剂。

非妊娠期常用的卵巢肿瘤标志物在妊娠期的诊断价值受限，但仍有一定的规律可循，妊娠期连续检测有助于鉴别诊断。由于卵巢肿瘤无特异临床表现，肿瘤标志物受妊娠干扰需要连续检测，而超声和非增强 MRI 在妊娠期可安全使用，且两者对于判断卵巢肿瘤性质具有较高准确率，故妊娠期卵巢肿瘤的诊断与评估主要依赖于影像学检查（图 22-1）。

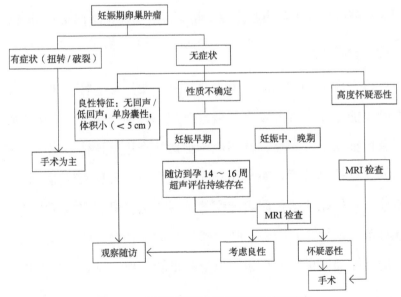

图 22-1　妊娠期卵巢肿瘤的影像学诊治流程

五、鉴别诊断

1. 妊娠合并卵巢生理性囊肿：妊娠这一特殊时期，尤其是促排卵药物的使用及妊娠期体内激素水平的变化使妊娠期卵巢生理性囊肿的发生率增加。妊娠期超声发现的直径＜5 cm 的单纯性卵巢囊肿大多数是功能性肿瘤，包括卵泡囊肿、黄体囊肿、黄素囊肿及卵巢过度刺激综合征等。妊娠早期发现的所有卵巢囊肿中，高达 70% 左右在妊娠中期会自行消失。其中最常见者为妊娠黄体或黄体囊肿，占妊娠期卵巢肿瘤的 13% ~ 17%。黄体出现于排卵后，持续至妊娠 8 ~ 9 周，妊娠黄体如在妊娠 9 周后未被吸收则形成黄体囊肿。大多数黄体囊肿至妊娠 16 周会逐渐消失。黄素囊肿系因卵巢被高水平 hCG 刺激或对 hCG 过度敏感而形成，常发生在有妊娠滋养细胞疾病、多胎妊娠、超促排卵的女性，形态学上多表现为双侧卵巢囊肿。

2. 妊娠合并卵巢病理性肿瘤：妊娠中、晚期持续存在的卵巢肿瘤，或超声影像学有典型特异表现时多为病理性肿瘤。依据组织病理学发生率依次为成熟性畸胎瘤、浆液性囊腺瘤、卵巢系膜囊肿、黏液性囊腺瘤、子宫内膜异位囊肿等，凡此均有特异超声影像学特点，结合病史和肿瘤标志物当不难断。

3. 妊娠合并卵巢恶性肿瘤：50% 为上皮性肿瘤，30% 为生殖细胞肿瘤，其余为性索间质肿瘤及其他类型肿瘤（如肉瘤、库肯勃瘤等转移性肿瘤）。需注意的是，在所有卵巢恶性肿瘤中，10% 为转移性肿瘤，主要来源是胃肠道和乳腺；上皮性恶性肿瘤中超过 50% 为低度恶性潜能未定（交界性）卵巢肿瘤，其余为卵巢上皮性癌。生殖细胞肿瘤中，约 3/4 为无性细胞瘤，其他为内胚窦瘤、未成熟性畸胎瘤和混合型生殖细胞瘤等；除 10% ~ 15% 的无性细胞瘤可双侧发生外，其他的生殖细胞肿瘤常为单侧。妊娠期卵巢颗粒细胞瘤占

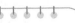 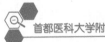
卵巢性索间质肿瘤的 50%，Sertoli-Leydig 细胞肿瘤占 1/3，其余是未分类的间质肿瘤，这些肿瘤大多数为单侧发生。

病例点评

妊娠期间，由于子宫增大及与妊娠相关的卵巢肿块等形态学改变，通过影像学进行正确诊断具有一定挑战性。为了使卵巢肿瘤早期及时发现，建议孕期应进行至少 3 次妇科超声检查。如果初筛后怀疑恶性肿瘤，需要进一步通过影像学检查明确诊断，首选 MRI 检查；如孕期出现下腹痛，需考虑附件肿物蒂扭转、破裂、恶性的可能，应结合辅助检查进一步明确诊断，同时请妇科及肿瘤科会诊指定诊疗计划。

妊娠期卵巢肿瘤诊治专家共识（2020）提出：所有的原发性上皮性卵巢癌患者手术后都应进行化疗，首选卡铂 – 紫杉醇。妊娠 14 周后化疗相对安全，妊娠中、晚期化疗，虽然胎儿畸形的风险较低，但胎儿生长受限、早产和低出生体重儿风险增加，药物对母体的影响同样会波及胎儿，如骨髓抑制，末次化疗至分娩间隔 3 周对母体和胎儿的骨髓恢复至关重要。因此，妊娠 35 周后或预期分娩 3 周内不宜化疗，若为周疗方案时，建议给药不应超过妊娠 37 周，从而避免新生儿及产妇出血、败血症和死亡的潜在风险。

除非可疑恶性或出现急腹症，否则不宜在妊娠早期行卵巢肿瘤手术。以下情况建议积极手术干预：①肿瘤实性或囊实性伴乳头生长，血流丰富，血流阻力低；②肿瘤直径＞ 10 cm，持续存在或不断增大。

妊娠中期是手术的最佳时机，腹腔镜（有经验的医生）与开腹手术都可以选择。术前影像学检查和术中探查均考虑良性，建议行肿瘤切除而非卵巢切除。如为实性或囊实性肿瘤，有乳头生长，伴有腹水或具有其他恶性特征，则行患侧附件切除，术中冰冻明确诊断。对侧卵巢除非发现病变，否则不需活检。

妊娠 14 周后化疗，致畸率无明显升高，但胎儿生长受限、低出生体重儿和早产发生率升高，妊娠 35 周以后或预期分娩 3 周之内不宜化疗。在临床诊治过程中，还需综合兼顾肿瘤分期与分级、胎儿孕周及生存能力、孕妇及家属意愿，结合多学科会诊意向，以期做到规范化和个体化处理。

参考文献

1. 李小平，姜洁，尹如铁，等.妇科恶性肿瘤紫杉类药物临床应用专家共识.中国医学前沿杂志（电子版），2019，11（9）：63-70.

2. 吴小华.NCCN2009 年中国版卵巢癌、宫颈癌临床实践指南更新简介.中国妇产科临床杂志，2009，10（5）：1672-1861.

3. XU T，WANG L，JIA Y，et al. Long-term multidisciplinary integrative therapy management resulted in favorable outcomes for ovarian cancer during pregnancy：a case report and literature review.J Ovarian Res，2019，12（1）：108.

4. 王玉东，生秀杰，张师前，等.妊娠期卵巢肿瘤诊治专家共识（2020）.中国实用妇科与产科杂志，2020，36（5）：432-440.

（黄诗韵）

023 妊娠合并乳腺癌 1 例

妊娠期乳腺癌（pregnancy associated breast cancer，PABC）为妊娠期间及分娩后 1 年内确诊的乳腺癌，又被称为妊娠哺乳期乳腺癌。妊娠期乳腺癌是全球第二大常见妊娠期癌症，仅次于宫颈癌，PABC 患者在正常妊娠女性中的发病率为 1/10 000 ～ 1/3000，PABC 在妊娠及哺乳期的发病率逐年上升，可能与全球女性生育年龄上升有一定相关性。PABC 患者的临床预后与肿瘤的生物学特征及肿瘤分期相关，根据 WHO 组织学分类，PABC 最常见的病理类型是浸润性导管癌（70% ～ 90%），其次是浸润性小叶癌，此外还有髓样癌、小叶原位癌、导管原位癌及其他少见类型。乳腺癌的临床首发症状多为可触及的无痛性肿块，其他典型临床表现还包括血性乳头溢液、皮肤改变、乳头异常及腋窝淋巴结肿大等，由于妊娠期受妊娠生理及内分泌变化的影响，PABC 较非孕期更难以发现。常用的乳腺癌筛查措施有乳腺临床体检、自我检查及超声、X 线、磁共振检查。

临床医师需告知患者及家属各种治疗方案及优缺点，妊娠处理应考虑患者及家属意愿、疾病分期及治疗需要等，发生在妊娠早期的 Ⅰ 期乳腺癌患者，若术后不需要放化疗等进一步治疗，可继续妊娠。Ⅱ、Ⅲ、Ⅳ 期或拟行保乳手术者，术后需进一步接受放化疗等辅助治疗，建议终止妊娠。

中国抗癌协会乳腺癌专业委员会指南指出，PABC 辅助化疗在妊娠早期通常禁用，妊娠中期应慎重选择；新辅助化疗妊娠早期为绝对禁忌，而妊娠中、后期患者为相对禁忌，应慎重。

在妊娠和哺乳期间不推荐抗 HER2 治疗。各项指南均不建议在妊娠期间使用他莫昔芬，因其可增加出生缺陷及自然流产风险，包

笔记

括 Goldenhar 综合征、胎儿生殖器畸形、阴道出血和自然流产风险。一般将内分泌治疗推迟到分娩后进行。

【预后】

大多数妊娠期乳腺癌的预后研究建立在小队列研究的基础上，虽然妊娠曾被认为是导致妊娠期乳腺癌患者预后恶化的独立危险因素，但 Amant 等人研究发现，当按照肿瘤分期和患者年龄进行亚组分析时，妊娠与非妊娠乳腺癌患者的无病生存率和总生存率无明显差异。妊娠期间和分娩后化疗疗效分析表明，延迟全身治疗会导致预后恶化。Beadle 等人的一项回顾性分析显示，诊断为妊娠期乳腺癌的年轻女性，10 年局部复发率为 20%，但根据肿瘤特征、年龄进行亚组分析时，与非妊娠期乳腺癌预后无明显差异，然而亚组分析显示，如果内外科治疗延迟至分娩，总生存率有下降趋势。

每一例 PABC 患者需纳入长期随访，记录重要医疗事件。以乳腺科医师为核心的多学科团队可提供专业的线上、线下咨询服务，通过及时的信息互换，可早期发现不良事件，指导患者规范治疗，督促患者定期随访。加强对下一代随访，应给予肿瘤科医师与患者、儿童保健专业医师的互动，增加两代人随访数据积累。

病历摘要

患者，女，34 岁，已婚，主因"停经 33⁺周，发现乳腺癌 7 周"于 2017 年 9 月 24 日收入院。

患者末次月经 2017-2-4，预产期 2017-11-11。孕 4⁺个月自觉胎动，根据孕早期 B 超，核对孕周无误。患者孕期唐氏筛查低风险，血糖、血压正常。入院 7 周前自觉左乳房肿物，于我院就诊，查体左乳腺左上象限可触及直径 4 cm 的结节，穿刺活检病理提示乳腺癌（浸润性，非特殊型，Ⅱ级，局灶形态符合黏液癌），建议化疗。入院 6 天前已行地塞米松促胎肺成熟治疗。

入院时孕 33$^+$ 周，无腹痛，无阴道流血、流液，胎动如常，左乳腺结节直径约 6$^+$ cm，质中，边界欠清，活动可，无压痛。因需积极治疗乳腺癌，计划行剖宫产手术。门诊以"孕 3 产 1，孕 33$^+$ 周，头位；剖宫产再孕；乳腺癌"收入院。

既往孕 2 产 1，体健，2015 年因初产臀位剖宫产一活男婴，出生体重 3800 g，体健，2016 年孕早期行人工流产术一次。否认其他手术史，否认高血压、糖尿病、心脏病、肝肾疾病病史，否认传染病、外伤史、输血史、药物过敏史、家族遗传病史，其母乳腺癌病史。

【入院诊断】

孕 3 产 1，孕 33$^+$ 周，头位；剖宫产再孕；乳腺癌。

【入院查体】

体温 36.6 ℃，脉搏 80 次 / 分，血压 110/70 mmHg，一般情况好，皮肤无黄染，淋巴结未见肿大，头、眼、耳、鼻、喉查体未见异常，颈软，无抵抗，甲状腺未见肿大，胸廓对称，无畸形，乳房丰满对称，乳头凸，左乳腺结节直径约 6$^+$ cm，质中，边界欠清，活动可，右乳腺未见异常，心律齐，听诊无杂音，双肺呼吸音清，听诊无异常，肝、脾肋下未触及，腱反射正常存在，脊柱生理弯曲，四肢活动自如，无浮肿。宫高 30 cm，腹围 102 cm，羊水量中，无宫缩，头位，胎心 140 次 / 分，胎先露浮，估计胎儿大小 2500 g。

【辅助检查】

产科超声（2017-9-22）：头位，BPD 8.6 cm，FL 6.4 cm，AC 31.4 cm，AFI 15.3 cm，S/D 1.88，胎盘位于前壁。2017 年 9 月 25 日肝、

胆、胰、脾、双肾超声未见异常。

【治疗】

结合患者病史、查体及辅助检查，考虑"孕 3 产 1，孕 33⁺ 周，头位；剖宫产再孕；乳腺癌"诊断明确。

患者孕 33⁺ 周，已促肺完毕，胎儿有体外存活可能，考虑化疗药物可透过胎盘，有影响胎儿可能，宜尽快终止妊娠。麻醉科会诊认为现患者一般情况好，生命体征平稳，可择期手术。乳腺科会诊认为待伤口愈合乳腺科行新辅助化疗。完善术前准备，于 2017 年 9 月 26 日行子宫下段横切口剖宫产术，术中见羊水清，量 500 mL，以 LOA 位娩一活女婴，出生体重 2410 g，生后 Apgar 评分 1 分钟 10 分，5 分钟 10 分，10 分钟 10 分，手术顺利，麻醉满意，出血 300 mL。术后给予常规抗感染、补液、促宫缩、对症支持治疗，恢复好，术后 3 天如期出院。

【预后】

新生儿产后入住我院 NICU，观察 5 天后出院，生长发育正常，现体健。产妇术后 2 周就诊于外院乳腺外科，化疗 6 疗程后手术，术后继续化疗 4 疗程，此后因雌激素受体阳性，内分泌治疗至今，未发生转移。

【预防】

针对乳腺癌高危人群，加强科普、筛查及合理有效的预防措施，是乳腺癌防控的重要手段，目前，倡导良好的生活方式、合理预防性使用药物及手术切除是主要预防措施。虽预防性使用药物和手术切除效果较好，但因药物不良反应、术后外观改变及心理等负面因素存在，不易被乳腺癌高危人群所接受。

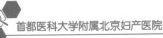

分析讨论

一、病例特点

患者为 34 岁女性,既往体健,已婚已育,核对孕周无误,孕期平顺。入院 1$^+$ 个月前自觉左乳房肿物,左乳腺左上象限可触及直径 4 cm 结节,穿刺活检病理提示乳腺癌(浸润性,非特殊型,Ⅱ级,局灶形态符合黏液癌),建议化疗。入院 6 天前已行地塞米松促胎肺成熟治疗。入院时孕 33$^+$ 周,左乳腺结节直径约 6$^+$ cm,质中,边界欠清,活动可,因计划近期行剖宫产术,收入院。

二、诊疗思路

患者孕 26 周发现乳腺结节,其母右乳腺癌病史。积极行乳腺穿刺活检,病理报告提示乳腺浸润癌,Ⅱ级,局灶形态符合黏液癌。化疗药物可透过胎盘,对胎儿有近远期影响,考虑胎儿生长至体外存活的孕周即终止妊娠。严密监测下,积极行促肺治疗。

产科医生应考虑化疗对胎儿的影响。孕早期是胎儿形成的重要时期,此时进行化疗,胎儿畸形率高达 14%,联合化疗畸形率更高,应避免在孕早期进行化疗。妊娠中晚期是胎儿生长和成熟期,此阶段化疗可能增加胎儿生长受限、早产、宫内死亡的风险,但致胎儿畸形率低,约 3%。化疗应最好在孕 35 周前停止,以减少分娩前化疗导致的血液毒性。

产科医生应与乳腺科医生合作,根据肿瘤类型、大小和淋巴结状态等决定是否需要化疗,可选择的安全化疗方案主要为以蒽环为基础的化疗方案,包括 AC(阿霉素、环磷酰胺)方案、EC(表柔比星、环磷酰胺)方案、FAC(氟尿嘧啶、阿霉素、环磷酰胺)方案、

FEC（氟尿嘧啶、表柔比星、环磷酰胺）方案。有报道指出，紫杉烷化疗药在孕期使用可能是安全的，由于安全数据有限，指南建议在怀孕期间避免使用，但紫杉醇周疗方案在孕早期后的某些特定临床情况下是可以接受的，如当蒽环类药物使用有禁忌时。自妊娠 6 周开始，血浆体积增加 40% ～ 60%，孕妇体内药代动力学发生变化，肾小球滤过率增高，肝脏代谢能力增强，导致血浆化疗药物浓度降低，但指南不推荐减少或增加剂量，化疗药物剂量仍应根据实际体重确定。化疗期间可使用化疗辅助药物减轻化疗引起的恶心、呕吐症状，如 5- 羟色胺受体拮抗剂、神经激肽 1 拮抗剂等，粒细胞集落刺激因子可用于降低发热性中性粒细胞减少的发生率，在妊娠期间使用是安全的（图 23-1）。

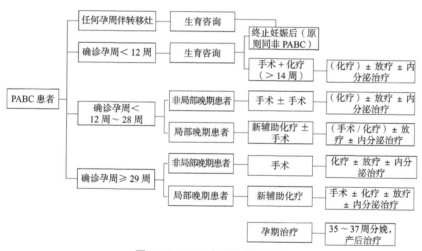

图 23-1　PABC 患者治疗流程图

📋 病例点评

该患者为经产妇，其母有乳腺癌病史。孕期发现乳腺包块，及时行乳腺组织活检，病理报告证实为乳腺癌。诊断后，根据孕周，

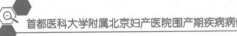

积极予促肺治疗，于孕33⁺周行剖宫产手术，新生儿预后良好。产妇产后化疗，避免孕期化疗对胎儿的影响。最终母儿预后良好。

参考文献

1. Langer A，Mohallem M，Stevens D，et al. A single-institution study of 117 pregnancy-associated breast cancers（PABC）：Presentation，imaging，clinicopathological data and outcome.Diagn Interv Imaging，2014，95（4）：435-441.

2. 中国抗癌协会乳腺癌专业委员会.中国抗癌协会乳腺癌诊治指南与规范（2019年版）.中国癌症杂志，2019，29（8）：609-680.

3. 中国临床肿瘤学会指南工作委员会.中国临床肿瘤学会（CSCO）乳腺癌诊疗指南.北京：人民卫生出版社，2019：48-56.

（殷春楠）